El cerebro de la madre

Irene de Torres García

El cerebro de la madre

Mamá contenta, bebé feliz.
La neurociencia de la maternidad

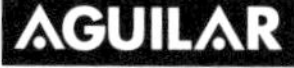

Papel certificado por el Forest Stewardship Council®

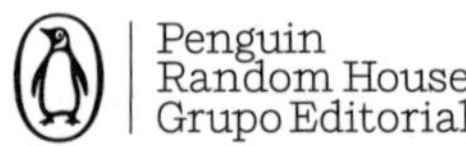

Primera edición: junio de 2025

Printed in Spain – Impreso en España

ISBN: 978-84-03-52579-5
Depósito legal: B-6378-2025

Compuesto en Mirakel Studio, S. L. U.

Impreso en Black Print CPI Ibérica
Sant Andreu de la Barca (Barcelona)

AG25795

A mi madre:
guía como mamá pata,
dulce como mamá gata
y protectora como mamá leona.

Y a los que a mí me han hecho madre,
que ya son dos: mis queridos Atenea y Leandro.
Fuente de inspiración y motor de vida.

Índice

LA TRASCENDENCIA

Mi porqué para escribirte este texto

- Automirada cariñosa.
- Forjamos nuestra forma de ser a partir de la interacción con nuestra madre.
- Tú eres el primer paso.

Querida madre primeriza (asumo que muchas de mis lectoras se encontrarán en esta posición o en otra con gran conexión con la nombrada), quiero decirte que no es este un libro lleno de consejos de crianza y de trucos sobre cómo estimular la inteligencia de tu bebé (aunque sí se reflexiona sobre aspectos que influirán en ello). Sé que esos temas te interesan y que estarás informándote al respecto, probablemente por otras vías; por ello, en *El cerebro de la madre* lo que encontrarás es un mensaje de autoconocimiento del momento vital que afrontas y de autocuidado principalmente, una llamada al abrazo de nosotras mismas con nuestras fortalezas y nuestras debilidades, desde la comprensión neurocientífica que explica la enorme metamorfosis que vive una madre. Una propuesta de **automirada cariñosa, que curiosamente también acaba redundando en positivo en la crianza de los hijos.**

¿Y qué me hace pensar que hablar sobre esto es necesario? Las elevadas cifras de madres con síntomas de ansiedad o depresión, a nivel subclínico (incluso sin tener en cuenta casos que reúnen criterios diagnósticos de depresión posparto). La maternidad es a la vez preciosa y exigente: un revolucionario cambio vital. De forma que estoy convencida de que subir los niveles de alegría de la madre la preparará mejor para este transformador viaje.

Ahora bien, lo último que pretendo es agregarte más presión. Alguna madre agobiada en los inicios de la crianza me podría decir: *Además de preocuparme de la alimentación, el sueño, la estimulación, mi propia recuperación, que no se desmorone mi equilibrio familiar, ¿también he de estar contenta?* Yo le respondería con mucho cariño a esta chica que no es una obligación, pero que sí sería de gran ayuda para ella, y eso es lo que quiero recalcar en este libro, llegando a esa misma conclusión casi en cada capítulo por diferentes caminos. De esta forma **proclamo la influencia que el buen ánimo de la mamá tiene en la adecuada marcha de múltiples aspectos de la crianza.** Y no es para sumar carga, sino para aligerar, en el sentido de que si todo se ve cuesta arriba, simplifiquemos buscando el bienestar de la madre (al que irá ligado el del pequeño) y ya habrá tiempo de atender todo lo demás cuando progresivamente vaya produciéndose la adaptación a la situación.

Todos los seres humanos sobre la faz de la Tierra vivimos en el vientre de una mujer antes de salir al mundo. Y **forjamos nuestra forma de ser a partir de la interacción con nuestra madre**. De manera que este tema debería ser de interés para todos, puesto que estamos hablando del origen de cada uno de nosotros.

Vas a leer en estas páginas sobre ti como madre, y esto te llevará muchas veces a pensar en ti como niña para entenderte como persona.

Sé que puedes estar motivada por conocer maneras de fomentar la autoestima de tu hijo, quizá sus habilidades lingüísticas, artísticas, musicales o su inteligencia en general; pues bien, alimentar tu propia autoestima y alegría son elementos que pueden ayudar a poner las bases de un apego seguro que será el entorno idóneo de protección y acogida para esa nueva personita que te verá como ejemplo y modelo. A partir de la imitación directa de tu expresividad facial, corporal, cadencia de movimiento, tono de voz, energía vital, formas de relación con los demás, etc., empezará a tener herramientas concretas para desarrollar todas esas capacidades que tú deseas favorecerle, por lo que cuidar estos aspectos en ti puede ser un buen peldaño inicial para sentar los cimientos que ayudarán a tu hijo, ya que te tendrá como referente.

Esto lo notarás, por ejemplo, en que **lo que tu hijo aprende más rápido es aquello en lo que tú te involucras con más entusiasmo.** ¿Y en qué actividades te pasará esto? En las que más disfrutes y las que mejor se te den o en las que más segura te veas. Además, desde ese dominio, es más fácil adaptarse empáticamente al ritmo y nivel de desarrollo del pequeño.

Entonces ¿deberías ser buena en todo para ser su mejor maestra? No. Solamente saborea los momentos estando a su lado, ya que de ti aprenderá las bases de la vida y las relaciones. Y a partir de ahí, teje una buena red de apoyo, contactos y ambientes enriquecidos que darán la oportunidad de muchos más aprendizajes, pero partiendo de tu mano e interés. Sé (junto con tu pareja y familia) el puerto seguro desde el que se atreve a explorar. Disfruta de facilitarle la búsqueda (ya que el hecho de notar tu emoción será lo que le anime a ello). «En lugar de comprarles a tus hijos todas las cosas que nunca tuviste, deberías enseñarles todas las cosas que nunca te enseñaron» (Bruce Lee).

Tú eres el primer paso de este proceso. Tú y tu entorno cercano. **El equipo familiar teje las redes en las que el nuevo ser humano irá cogiendo confianza.**

Ojalá este mensaje no llegue solo a madres, sino también a los padres y a los otros adultos que estarán en torno a ella y al bebé para que juntos construyan el ambiente de protección, cuidado y también alegría que favorecerá la más armoniosa llegada del nuevo ser al núcleo de la familia.

¿Y quién soy yo para escribir sobre todo esto? Pues simplemente una madre transformada y motivada que se ha informado y formado mucho y quiere compartir lo aprendido. Es verdad que mi bagaje previo en Medicina, Neurociencias, Neurorrehabilitación, Neuropsicología e Inteligencia Emocional me ayuda a interpretar la información y entenderla en su trascendencia, pero es a través de la propia vivencia como la he canalizado y utilizado para ayudar a otras madres de mi entorno, al igual que el contacto con otras mamás me ha arropado a mí.

Este libro ha sido catártico y casi diría autoterapéutico, pues en él vuelco muchas de las reflexiones que esta metamorfosis me ha brindado. En este manuscrito he reunido todo lo que he necesitado decirme a mí misma para empoderarme como madre. He tenido el privilegio de combinar las «prácticas del día a día de una mamá» con la teoría del grado de Psicología que he acabado de cursar en mis primeros años de maternidad, como segunda carrera, en el cual me he adentrado desde la perspectiva de la Medicina por mi trayectoria anterior. Pero, sobre todo, como tú, aprendo cada día de esta maravillosa experiencia.

Desde estas páginas agradezco a todos los investigadores e investigadoras que están trabajando para arrojar luz sobre la Neurociencia de la maternidad, y también a todas las divulgadoras y divulgadores que nos hacen llegar este conocimiento para que nos comprendamos mejor a nosotras mismas en este viaje que es la vida.

En cuanto al lenguaje inclusivo, me dirigiré sobre todo a las madres, porque creo que serán mis principales lectoras, pero muchos mensajes son ampliables a padres, especialmente los referentes al apego y la regulación del niño, o la comunicación en la pareja, y ojalá lleguen a muchos de ellos, incluso a abuelas y abuelos y en definitiva a cualquier persona cercana y presente en la vida del niño y la madre en los primeros años de crianza. Cuando hablo de la sinergia en la pareja, la mayoría de los conceptos son aplicables a todo tipo de uniones (heterosexuales y homosexuales), matizando peculiaridades en cada caso, así como a diferentes tipos de familias. Y en cuanto a los hijos, estoy escribiendo en todo momento tanto sobre niños como niñas, pero me tomaré la licencia de usar muchas veces el término niño como genérico y en otras ocasiones su versión femenina, y aunque no nombre a ambos constantemente para facilitar la lectura fluida, me estoy refiriendo al conjunto de niñas y niños de principio a fin.

Solo decirte, antes de empezar, que un libro es como una obra de arte, en el sentido de que no es del autor sino del lector, ya que quien recibe el resultado lo percibirá según sus propias circunstancias, por lo que cada uno le sacará un partido diferente. Te ofrezco información que a mí me ha sido útil y reveladora. Utiliza la que te sirva, la que te resuene, la que conecte contigo. Espero que aproveches tu versión de esta obra. Vamos a ello.

El cerebro de la madre

- Estructuras cerebrales y funciones.
- Influencia hormonal.
- Células del sistema nervioso.

El cerebro de la madre, como el del resto de los humanos, presenta una enorme complejidad que permite el dominio de todas nuestras reacciones corporales, mentales y emocionales. Y como usaré algunos conceptos relacionados con la anatomía cerebral para las explicaciones que se dan en este libro, dejo aquí este capítulo para quien le guste hacerse una idea visual y le sirva para ubicarse más adelante en el texto.

Estructuras cerebrales y funciones

En las siguientes imágenes puedes ver el cerebro partido por la mitad: en la de la izquierda se observa la cara medial y en la de la derecha, la vista lateral o externa.

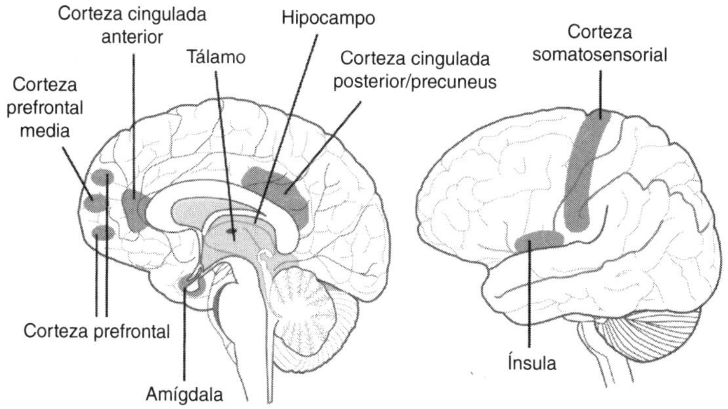

Imagen extraída de Castellanos, N., 2022. *Neurociencia del cuerpo.* En órbita.

Te ofrezco en estas páginas algunas explicaciones de neuroanatomía funcional sencillas y esquemáticas que nos ayudarán a entender las reflexiones presentes en el libro.

Nuestro cerebro está formado por dos hemisferios, en los cuales encontramos una capa externa (cortical) con más densidad de cuerpos neuronales llamada sustancia gris, y en profundidad hallamos una gran red de conexiones que configuran la conocida como sustancia blanca (subcortical).

Observado con técnicas funcionales de neuroimagen (es decir, que presentan activación de un área concreta al usarse o activarse durante el desempeño de una función) se ha comprobado que el hemisferio cerebral izquierdo se activa más ante los procesamientos cognitivos (atención, planificación, cálculo, lectoescritura, toma de decisiones, análisis de situaciones…), y el derecho, cuando experimentamos emociones, entre otras gestiones, como las expresiones artísticas y creativas. Sin olvidar que ambos suelen actuar en sincronía con influencia el uno sobre el otro, tanto estimulatoria como inhibitoria, gracias a las fibras que los interconectan a través del conocido como cuerpo calloso.

La interpretación de la información sensorial del hemicuerpo derecho, así como el control motriz de esta mitad, está a cargo del hemisferio contralateral. Y lo mismo ha de decirse para el lado izquierdo, el cual es gestionado por el hemisferio derecho, debido a un curioso cruce de fibras que ha venido favorecido por la selección natural evolutiva de las especies. Esto quiere decir, por ejemplo, que para mover la mano derecha activo mi hemisferio izquierdo y para sentir mi mano izquierda, activo el derecho.

El sistema límbico se activa con la vivencia emocional, y se conforma de estructuras que tenemos en relación con todos los mamíferos y que se encuentran en torno al tálamo (receptor sensorial del centro del encéfalo). Entre estos elementos quiero destacar el hipotálamo, la amígdala cerebral y el hipocampo.

Dicho engranaje está involucrado también en la formación de la memoria, las motivaciones, la iniciativa, la supervivencia del individuo y el aprendizaje, por lo que ninguno de estos mecanismos es independiente del procesamiento emocional. No quiero dejar de nombrar además las fuertes conexiones con la ínsula, región involucrada en la toma de decisiones y la atención.

Este conjunto arquitectónico cerebral interacciona muy velozmente (y al parecer sin que necesite mediación de estructuras cerebrales superiores) con el sistema endocrino y el sistema nervioso periférico, lo que provoca sensaciones corporales reactivas a las vivencias que experimentamos. Y por una vía de procesamiento más lento (estamos hablando de diferencias de milisegundos) esta información podría ser interpretada mediante el filtro de la corteza prefrontal, el principal regulador de la conducta.

Explicaré esto con algo más de detalle: la información que percibimos del entorno es analizada bajo el prisma de la emoción en la amígdala cerebral, a la que se puede llegar de dos maneras diferentes: la ruta larga y la ruta corta. El funcionamiento amigdalar influye en nuestra reacción ante emociones, especialmente las relacionadas con el miedo, el estrés y la supervivencia. La ruta larga implica la utilización de caminos del neocórtex (corteza cerebral desarrollada en la historia evolutiva más reciente) donde se producen los pensamientos conscientes. El procesamiento de la información es más lento, pero también más certero. Las respuestas que solemos dar cuando se activa la ruta larga son más racionales y meditadas (enmarcadas en el contexto de ideas preconcebidas y esquema de valores de la persona en cuestión). En cambio, la ruta corta se da en el plano subcortical e implica una respuesta mucho más rápida y automática. Ambas rutas se ponen en marcha de manera paralela. La ruta corta es casi medio segundo más rápida que la larga, lo que hace que, en ocasiones, actuemos antes de darnos cuenta de lo que hemos hecho o dicho. Los niños, por ejemplo, cuando presentan comportamientos impulsivos tienen sus amígdalas «secuestradas», lo que los lleva a reaccionar de manera rápida, no consciente e irracional, en su caso por inmadurez de la corteza prefrontal, que es la parte del cerebro que está llamada a frenar y controlar los impulsos. Los adultos ya sí la tenemos madura desde los veinticinco años de edad, por lo que tenemos más estrategias de respuesta para compensar el conocido como «secuestro amigdalar» característico de la vía rápida de activación.

Ahora me gustaría explicarte algo sobre el cerebro para entender cómo funciona desde los primeros días de vida. Guerrero escribe que el cerebro se desarrolla de atrás hacia delante o, lo que es lo mismo, primero evolucionan las zonas sensitivas (cerebro posterior) para desarrollarse a continuación las zonas motoras (cerebro anterior). En segundo lugar, el cerebro se desarrolla de abajo a arriba, es decir, evoluciona de zonas subcorticales (cerebro inferior encargado de reacciones más automáticas) a las zonas corticales (cerebro superior en relación con el razonamiento más complejo). Y en tercer y último lugar, el cerebro se desarrolla del hemisferio derecho al hemisferio izquierdo, motivo por el cual primero somos seres emocionales (hemisferio derecho) para posteriormente pasar a desarrollar también el lenguaje, el pensamiento y la razón (hemisferio izquierdo). Lo curioso es que las partes que se han desarrollado en último lugar son las que tenderán a dominar o a ejercer el control sobre las que evolucionaron en un primer momento. Así, llegamos a la conclusión de que el cerebro anterior dominará al posterior (la corteza prefrontal mandará sobre las zonas más arcaicas y primitivas del encéfalo), el neocórtex dominará al subcórtex y el hemisferio izquierdo (hemisferio lingüístico) tiende a estar más desarrollado que el derecho (emocional). Las primeras vivencias también dejan huella, lo que explica que muchas decisiones, ya en edad adulta, las tomemos de forma emocional y poco racional, porque es un hábito que empezamos a crear desde el inicio de la vida, en el que la parte emocional predominaba, y en el que estábamos creando nuestros esquemas cerebrales primigenios, fruto de nuestras interacciones con otro ser que nos responde, que siembran la base de nuestra personalidad.

Por otro lado, se ha descrito el ***modelo de los cuatro cerebros*** a modo de esquema pedagógico y metafórico para poder entender cómo se relacionan las grandes zonas del cerebro entre sí. El *cerebro reptiliano* lo componen el tronco del encéfalo y el cerebelo. Es una estructura automática, involuntaria e inconsciente cuya misión fundamental es la supervivencia del organismo. El *cerebro emocional mamífero* ya está cien por cien preparado en el momento del nacimiento, e incluso antes. El *cerebro racional* se localiza en el neocórtex y a través de él navegan los pensamientos de tipo consciente. El *cerebro ejecutivo* es aquella parte del neocórtex que se encarga de recibir toda la información del resto del encéfalo, ponerla en común y tomar una decisión que sea lo más adaptativa posible. La localización anatómica del cerebro ejecutivo es la corteza prefrontal y en él se llevan a cabo las funciones ejecutivas: concentración, inhibición de impulsos, memoria operativa, planificación, autorregulación emocional, etc. El único cerebro que «se aprende» es el ejecutivo. ENSEÑAMOS A NUESTROS HIJOS A SER HUMANOS.

Podríamos decir que el cerebro reptiliano y el cerebro emocional se corresponderían con un cerebro caliente, mientras que el neocórtex y la corteza prefrontal se corresponderían con un cerebro frío. Si utilizamos la metáfora del coche, el cerebro caliente sería el acelerador, mientras que el cerebro frío sería el encargado de frenar, es decir, de la capacidad de inhibición y control de los impulsos. Para una correcta adaptación de la persona, tan importante es saber manejar el acelerador como el freno.

Aprovecho para comentar también la metáfora de Siegel del *cerebro en tu mano* para comprender la relación que existe entre las diferentes zonas: cerebro reptiliano, emocional mamífero, racional y ejecutivo. Pongamos que nuestra muñeca es la médula espinal; la parte central de la palma, el tronco del encéfalo (cerebro reptiliano); si doblamos el pulgar hacia dentro, representará nuestro sistema límbico (emocional); al doblar el resto de nuestros dedos hacia abajo, representando la corteza cerebral (racional), se cubre físicamente el sistema límbico y parte del tronco del encéfalo; finalmente, la corteza prefrontal (ejecutiva) es la que tenemos representada por la última falange de los dedos anular y corazón. Cuando nuestros hijos (o nosotros) se sienten secuestrados por la emoción que están experimentando, es que no existe conexión funcional en ese momento entre las diferentes zonas cerebrales y, por lo tanto, tienen la mano abierta. Si la mano está cerrada, es que hay conexión entre las diferentes zonas del encéfalo y, por lo tanto, se trata de una persona en calma que puede pensar: su corteza prefrontal es capaz de analizar sus necesidades, emociones y pensamientos para tomar una decisión que sea lo más adaptativa posible. La mano abierta representa el caos, el desorden y la ausencia de autocontrol, mientras que la mano cerrada representa un cerebro integrado y en calma.

El psiquiatra Daniel J. Siegel simplifica lo anterior de manera didáctica explicándolo como **uso del cerebro inferior (mamífero) para las reacciones más automáticas y emocionales y el empleo del cerebro superior para el razonamiento más complejo.** Generalmente todo ello funciona a la vez y de forma coordinada, en equilibrio, salvo en los instantes en los que nos descompensamos y toma protagonismo la activación predominante de las estructuras profundas frente a las superiores. Observándonos a nosotros mismos y reflexionando sobre nuestras respuestas en base a esta información, podemos conseguir estrategias que nos ayuden a integrar de nuevo el funcionamiento cerebral.

Influencia hormonal en el cerebro

Adelanto ya en este capítulo algunos datos sobre las hormonas que tanto van a influir en el funcionamiento encefálico, como veremos más adelante al abordar los cambios neuroplásticos en el cerebro de la mamá. El conductor principal de la explosión hormonal del embarazo es la placenta, que segrega numerosas hormonas para preparar el cuerpo de la madre para la gestación, el trabajo de parto y la lactancia. Estamos hablando de **cinco hormonas críticas para la neuroplasticidad materna: progesterona, estradiol, cortisol, prolactina y oxitocina.**

Después del parto, todas las hormonas derivadas de la placenta caen en picado en el sistema circulatorio, incluyendo la progesterona, el estradiol y la hormona liberadora de corticotropina placentaria. Los niveles de oxitocina y prolactina también caen gradualmente durante los primeros meses del periodo posparto, pero su producción sigue siendo estimulada por la lactancia y el contacto de las madres con sus hijos. Este mismo libro está escrito bajo los influjos de la oxitocina sobre la escritora, ya que muchas de las lecturas en las que me he basado las he realizado mientras mi hija dormía la siesta en mi regazo y durante sus relajadas tomas de pecho.

Las regiones del cerebro que pertenecen al **circuito materno** en los seres humanos son ricas en receptores de las hormonas del embarazo. Esto se ha observado en estudios *post mortem* que han informado sobre la expresión de ARN mensajero (ARNm) de receptores de estrógeno, prolactina y oxitocina en el hipotálamo. El ARNm es un tipo de material genético de cadena única que participa en la síntesis proteica, es decir, crucial en el proceso de transformar la información codificada en nuestro ADN en proteínas con funciones celulares, como receptores para las hormonas que condicionan a su vez el funcionamiento interno. Más allá de estas regiones, los investigadores también han informado sobre la expresión de ARNm del receptor de oxitocina en la amígdala y la corteza cingulada anterior. Ello refuerza la posibilidad de que los humanos utilicen vías hormonales similares a las de los roedores para facilitar el comportamiento maternal. Se han publicado datos de activaciones cerebrales en madres humanas ante el llanto del bebé de áreas involucradas con el control de respuestas automáticas motoras y lingüísticas, incluso antes de que ocurra la toma de decisiones con conciencia. **Si te descubres respondiendo y luego pensando, no estás sola.**

Células del sistema nervioso central

Don Santiago Ramón y Cajal describió para toda la humanidad el llamado bosque neuronal, en el que se entrelazan como una densa red las neuronas y otras células nerviosas. La sinapsis posibilita la conexión entre nuestras neuronas mediante sus conexiones dendríticas (más cortas) y axonales (más largas, pudiendo interaccionar a distancia).

La plasticidad en el circuito materno no se limita a las conexiones neuronales, también se han documentado modificaciones en otro tipo de células que conviven con las neuronas: las células gliales, incluidas la microglía, los oligodendrocitos y los astrocitos, células encargadas de mantener el equilibrio homeostático, mielinizar las neuronas, ser células de sostén y proteger las neuronas de todo el sistema nervioso.

En general, los estudios con roedores proporcionan evidencias de que las fluctuaciones hormonales relacionadas con el embarazo modifican la neurogénesis, activan el crecimiento dendrítico, alteran la función inmune del cerebro, promueven la mielinización (cobertura de los axones que favorece la comunicación entre neuronas) y regulan la transmisión de información de unas regiones cerebrales a otras.

Todo esto, querida madre lectora, nos da pie a pensar que tu cerebro y mi cerebro están en plena remodelación. Conozcamos el proceso para entendernos y admirarnos.

LA METAMORFOSIS

La transformación de una madre

- Aceptación de una revolución corporal, mental y de valores enfocada al cuidado de los hijos.
- Los cambios comportamentales en la madre tienen su reflejo en la anatomía cerebral.
- Ahora eres más consciente de tu entorno, más sensible a las amenazas y más propensa a la acción.
- Teoría de las inteligencias múltiples de Gardner.

Las que habéis sido madres sabéis cuánto habéis cambiado. A algunas, esta modificación les ha servido incluso como motor de renovación en otras esferas de la vida. También hay quien lo ha transitado con desencuentro si ha tenido personas cercanas que no han acompañado las consecuencias del proceso. **Dudo que alguna haya quedado indiferente ante tamaña revolución corporal, mental y de valores.** En palabras de la neurocientífica Nazareth Castellanos, «el organismo esculpe el cerebro».

Si piensas que **sientes más intensamente desde que has sido madre**, no te equivocas. Tu cerebro está favoreciendo que prestes **más atención a la emocionalidad**, porque en este periodo vital es necesaria para la conexión con tu hijo. A veces **esto provoca que puedan salir a la luz emociones reprimidas previamente**, o que interpretemos las palabras de otros desde nuestra amígdala cerebral con menor filtro de la corteza prefrontal, que es el principal regulador de la conducta.

Nuestro estado de ánimo influirá en nuestros pensamientos, incluso en los recuerdos que evocamos y en nuestro comportamiento. Esto no es ni bueno ni malo, quizá sea simplemente necesario, y **es útil conocerlo para poder aceptarlo y navegar con ello.**

La psicoterapeuta Virginia Satir comparó muy acertadamente, desde mi punto de vista, el proceso de **activación del cerebro materno con una actualización del software informático cerebral.** Y en este caso la actualización o reformateo ha de darse a la vez que se experimenta la vivencia, por lo que al principio nos podemos sentir torpes y asustadas en parte (desactualizadas) hasta que nos vamos habituando al ritmo de cuidado y vamos fluyendo en la tarea. Con la peculiaridad de que cada nueva necesidad irá conllevando sucesivas renovaciones, pero ya de programas más específicos. «Cuando crees conocer todas las respuestas llega el universo y te cambia todas las preguntas» (Albert Espinosa). Tengamos en cuenta también que **esta activación del cerebro materno se da sobre nuestro cerebro personal, con las propias peculiaridades previas.** Tendrá como base nuestros aprendizajes, hábitos, personalidad, miedos, bloqueos, nuestras habilidades, esquemas mentales, gustos, etc. **Y estará condicionado por la historia acogedora o desadaptativa que cada una haya vivido en embarazo, parto y posparto.**

Este cambio en la sensibilidad será nuestro aliado para percibir las necesidades del bebé, pero cuidado, porque en ocasiones puede actuar como enemigo **haciendo que nos sintamos poco comprendidas por las personas del entorno.** Barajemos la situación de la forma más equilibrada que seamos capaces. Los cambios emocionales que vive una madre son complejos y a veces paradójicos. Se han dado casos de madres que han mantenido el temple en situaciones altamente estresantes con tal de proteger a su bebé. **Existe una tendencia a la calma que se hace muy necesaria para**

el cuidado. Otro regalo que nos puede traer la maternidad, por tanto, es cierta serenidad ante la presión, que, una vez equilibrada y aceptada, nos será útil en múltiples circunstancias. Hablo de equilibrio y aceptación porque hay mujeres que no se reconocen en ella y esto las conduce temporalmente al desánimo.

Toda madre nerviosa está en el proceso de transformarse en una madre serena. Date la oportunidad de conseguirlo y de recuperar esta plenitud cada día de nuevo, ya que sin lugar a dudas se pierde a menudo por momentos, aunque no nos apartemos del todo de ella. Y me quedo con la definición de serenidad que publica Cristina Gutiérrez mediante un cuento en el que un rey escoge un cuadro que muestra una escena para mostrarle el concepto a su hijo heredero. En la obra elegida para tal fin ocurría una terrible tempestad, y, en medio de ella, entre los relámpagos y el cielo ennegrecido, había una roca que sobresalía del mar y encima de ella un pequeño nido de pájaros. Solo al mirarlo de cerca se podía ver que dentro del nido había una madre pájaro dando de comer a sus cuatro crías. Mostrándoselo, el rey le dijo: *Hijo, esto es la serenidad: saber, en medio de la tormenta, cuál es tu prioridad.*

En pleno posparto (y periodo inicial de crianza) la mujer tiene facilitado el estado de alerta para defender a sus crías, ya que es un periodo vital de vulnerabilidad y siente una gran necesidad interna de proteger y ser protegida. Es bueno que la madre y su entorno conozcan esta realidad para comprenderse en algunas actitudes, reacciones y emociones vividas, las cuales tienen una utilidad clara, pero al ser novedad también hay que irlas acomodando poco a poco. **Estos cambios comportamentales en la madre tienen su reflejo en la anatomía cerebral y ya se pueden ver mediante técnicas de neuroimagen funcional y estructural.** Se han publicado estudios científicos que hablan de **cambios diferenciables años después de haber dado a luz.**

Desde estas páginas mando un enorme abrazo a toda mujer que en ese periodo se tenga que enfrentar a alguna situación extra especialmente dolorosa y vivida como amenazante, ya sea el fallecimiento de un familiar, una enfermedad propia o del bebé, un divorcio, inestabilidad laboral o económica, ya que les tendrá que hacer frente con una cognición y emocionalidad muy condicionadas por la reciente crianza, y esto puede darle tintes desgarradores a la vivencia, además de influir en la formación del apego con el pequeño. La separación legal de la pareja puede ser especialmente dura en este periodo por conllevar la planificación de momentos de apartarse del bebé del cual todo tu cuerpo y todo tu ser te reclama que no te retires. Si tú, lectora, estás en una situación similar, arrópate con personas protectoras en la medida de lo posible hasta que te sientas fuerte para volver a alzar el vuelo. Como reza el título de uno de los libros del psicólogo Tomás Navarro: ERES MÁS FUERTE DE LO QUE CREES.

Hago un inciso para aclarar algo sobre el término apego, que será muy utilizado en múltiples reflexiones de este libro. Se refiere a la vinculación que se da entre el bebé y sus cuidadores principales, y comienza su desarrollo desde las primeras interacciones. Se está fraguando en este periodo una unión emocional profunda cuyos efectos se pueden ver en el comportamiento del niño y en su interacción con el entorno a lo largo de su vida. Es decir, se están estructurando a partir de ello los esquemas cerebrales de la nueva persona en desarrollo.

Los cambios cerebrales maternos te hacen más consciente de tu entorno, te muestran más sensible a las amenazas y más propensa a la acción en situaciones de gran presión. Esto ha llevado a madres mamíferas a atacar a otros animales peligrosos para sus crías, y aunque las humanas no solemos tener que llegar a esos extremos, tenemos el encéfalo y las hormonas preparados para ello, de forma que no te extrañe sentir que tu ira justiciera materna se activa cuando te ves violentada en temas que respectan a tu hijo, o simplemente siendo más valiente en algunas situaciones de lo que acostumbrabas a ser previamente; suma este otro superpoder a tu mochila. Fdo.: MAMÁ VALIENTE.

La vida con hijos nos condiciona el comportamiento, y si no que se lo digan a las ratas del siguiente experimento. En un estudio con roedores, se les aplicaban a las ratas descargas eléctricas dolorosas pero no letales, tras mandar por un tubito a la jaula una fragancia con olor a menta. Esto hizo que las ratas aprendiesen que tras el aroma vendría el ataque. Los roedores dejaban lo que estaban haciendo y se quedaban paralizados, alerta y atemorizados en espera de la descarga cada vez que olían el perfume. Imaginad el nivel de pánico. Sin embargo, aquellas que vivían este espanto en presencia de sus crías tenían un comportamiento muy diferente: con ellas presentes sentían tal influjo de protección que en cuanto percibían la menta se dedicaban con vigor a atacar el tubito del que procedía e incluso intentaban atascarlo con materiales de su nido, por si así fuera posible proteger a las crías de la descarga.

Cuanto más exigentes y estresantes sean las circunstancias que nos envuelven, más protagonismo tendrá la emocionalidad en nuestro pensamiento. De manera que el apoyo a la madre bien aportado ayudará al equilibrio y favorecerá que esa exaltación emocional quede disponible para la que es su función en este periodo: favorecer la conexión madre-hijo. Si una madre parece desbordada, probablemente esté recibiendo menos ayuda de la que requiere, ya sea logística, emocional, física, de reparto de tareas, de carga mental, etc. Y esto podría ser perjudicial si no se reconduce, ya que si conlleva una repetición de respuestas inadecuadas dirigidas al bebé mantenidas en el tiempo, puede marcar un condicionamiento del pequeño en su relación con su madre y, por ende, con el entorno. Pero esto es algo plástico y modificable. En cuanto la madre se adapta, recibe la ayuda que precisa, tiene buena información a su alcance y se van resolviendo las dificultades iniciales, un éxito o acierto va favoreciendo el siguiente.

Hay casos de madres que transitarán con mayor dificultad todos estos cambios emocionales y tendrán que pedir ayuda profesional. Hablo de situaciones de depresión posparto y otros trastornos mentales que se pueden ver favorecidos o agravados por la revolución de los inicios de la maternidad. Se precisa atención a la madre, así como ayuda compensatoria para el pequeño en dichas circunstancias. En un estudio preliminar, ofrecieron doce sesiones de psicoterapia a madres con depresión posparto y, al comparar imágenes de sus cerebros antes y después, encontraron diferencias funcionales a nivel de la amígdala cerebral (donde se procesa el miedo y otras emociones). Es decir que ir a terapia ¡de verdad nos modifica el cerebro!, no solo el estado de ánimo.

Ya hay estudios que comparan la intensidad de este periodo de facilitación de «recableado» cerebral con la adolescencia, en el sentido de que hay un **influjo hormonal que favorece cambios cerebrales significativos en respuesta a estímulos externos.** Carmona y su equipo (2019) llegan a estas conclusiones tras comparar por neuroimagen a un grupo de madres puérperas frente a un conjunto de adolescentes y contrastarlo con un grupo control de mujeres que se encontraban fuera de estos dos **periodos vitales transformadores** en los que hay que adaptarse a las nuevas condiciones del entorno. Estos hallazgos podrían explicar por qué algunas patologías mentales se ven facilitadas en dichas transiciones. De manera que si te has sentido «un poco adolescente» en cuanto a verte en un periodo de cambios en el que los esquemas previos ya no encajan, la biología te da la razón.

Cada vez queda más claro que la unión vital madre-hijo es una revolución a todas las escalas desde los más tiernos comienzos. No es de extrañar que muchas madres se sientan transformadas en todas las esferas. Young describió la maternidad como «una remodelación a nivel celular que modifica el cuerpo y el cerebro femenino».

¿Conoces la teoría de las **inteligencias múltiples de Gardner**? Defiende el desarrollo de varios tipos de inteligencia en contrapartida al concepto de una inteligencia única. Gardner describe un número que aún no ha quedado del todo delimitado de grupos de habilidades que involucran la capacidad de pensamiento abstracto, pero van más allá en el dominio de un área de capacitación específica. Cada una de ellas es útil en tanto que nos ayuda a afrontar los desafíos cambiantes e imprevisibles a los que nos expone la vida. Es posible que hayas leído sobre ello en algún libro de crianza, para que no se te olvide estimularle o favorecerle ninguna o simplemente que sepas observar en cuál destaca y disfruta más tu pequeño. Yo la traigo a colación en este momento para hablar de ti, no de tu hijo. Porque todos traemos una predisposición genética y unos talentos propios, pero aquello que practicamos y repetimos siempre puede potenciarnos en algún aspecto (somos seres neuroplásticos). Y es que la crianza te pedirá que desempolves especialmente la **inteligencia interpersonal que te permite relacionarte con los demás**, entendiendo sus puntos de vista y favoreciendo el trabajo colaborativo. Pero, desde luego, las otras siete inteligencias descritas hasta la fecha por Howard Gardner y su equipo de la Universidad de Harvard no solo te ayudarán en el proceso, sino que, además, se verán estimuladas si sabes aprovechar la oportunidad de aprendizaje. Por ejemplo, **la inteligencia intrapersonal te facilitará la reflexión sobre los cambios experimentados en primera persona** durante esta revolución; **la lingüístico-verbal** podrá verse resentida con los despistes iniciales pero pronto la estarás estimulando con canciones y juegos de palabras para acompañar la adquisición del lenguaje de tu retoño; la **viso-espacial** la pondrás a prueba recogiendo juguetes y detectando posibles peligros en el entorno para tu pequeño trepador; perderás la vergüenza ejercitando tu **inteligencia musical**, puesto que le cantarás y te sorprenderás haciendo ritmos con cualquier cosa. Por supuesto la **habilidad corporal-cinestésica** cobrará una dimensión muy presente por sostener, portear, balancear, mecer, esquivar, y ¡bailar!; la **inteligencia naturalista** en mi caso anda desoxidándose cada vez que llevo a mi hija a caminar por el campo para reconocer flores; la **lógico-matemática** nos servirá para ayudarlos con los deberes y acompañarlos en sus primeros razonamientos deductivos. Vamos, que la maternidad puede ser una verdadera puesta a punto.

¿Cuántas de vosotras antes de dar a luz pensabais en vuestra transformación física y ni se os pasó por la cabeza que fueseis a cambiar mentalmente? Efectivamente, las primeras sorprendidas somos nosotras.

Y no le pilla desprevenida solo a la que no se lo ha planteado antes. Incluso la neurocientífica experta en la materia, Bianca Jones Marlin, entrevistada por Tucker, declaró lo siguiente: «Creía saber mucho sobre la conducta materna por mi tesis doctoral, hasta que fui madre». **Esta revolución se entiende viviéndola, ya que nos modifica por dentro.**

Y estos cambios solo son el principio de una progresiva transformación vital vinculada al cuidado de los hijos. El aumento de conciencia sobre las peculiaridades del pensamiento de una madre nos ha llevado a leer noticias como la que se publicó en 2015 sobre el servicio de inteligencia exterior del Reino Unido, más conocido como MI6 (Military Intelligence, Section 6), que puso un anuncio en una página web para mamás buscando espías para unirse a su equipo en Londres. Se publicó después de que una comisión parlamentaria advirtiera que las agencias de inteligencia del Reino Unido presentaban desventaja por estar formadas en gran parte por hombres con antecedentes similares entre ellos. Buscaban en las madres fortalezas como **creatividad, inteligencia emocional, curiosidad e intuición**, esperando aumentar la diversidad de mentalización entre los agentes para una mejor respuesta frente a la gama de amenazas sobre la seguridad nacional. Y puede que no vaya desencaminado el MI6 reclutando a madres, ya que hay estudios que evalúan cosas como la siguiente: los adultos que acaban de escuchar llantos de bebé ejecutan mejor un juego de reflejos y estrategia que aquellos que han estado escuchando cantos de pájaro. Parece que el cuidado de un bebé nos predispone a la acción, así como a la mirada y la escucha atenta. Fdo.: MAMÁ 007.

Neuroplasticidad en el cerebro de la mamá

- Los bebés transforman a los adultos que los cuidan.
- Las mamás viven una transformación cerebral favorecida por las hormonas y consolidada con el adictivo cuidado diario de sus hijos.
- La conducta materna es un constructo multifactorial.
- El fascinante circuito materno.

Sí, amiga, **no solo el cerebro del bebé está cambiando, también el de quien lo cuida**. Cada vez hay más estudios sobre el cerebro de la madre humana; es un interesante campo en actual desarrollo. Previamente se ha investigado más sobre los cambios encefálicos en otras madres mamíferas, de lo que se han sacado importantes datos. Y es que la neuroplasticidad permite que las conexiones neuronales se reorganicen y se adapten para dar mejor respuesta a los requerimientos del entorno. Las madres llevan miles de años modificando su estructura encefálica desde su primera maternidad.

La colaboración científica entre universidades de Madrid y Barcelona ha dado recientemente como fruto un artículo publicado en agosto de 2023 (Servin-Barthet) con una amplia revisión de la bibliografía en el que defienden que convertirse en madre es un acontecimiento transformador tanto a nivel fisiológico como psicológico. Reflejo en este capítulo la reveladora información que nos comparten. **La llegada de un recién nacido conlleva un conjunto de adaptaciones conductuales en las madres dirigidas a garantizar el bienestar de la descendencia, y esto se traduce en cambios a nivel cerebral mediante la capacidad neuroplástica del sistema nervioso para transformarse de forma adaptativa en respuesta a demandas fisiológicas y ambientales.** Vamos, que tu hijo ha venido al mundo, entre otras cosas, para promover una metamorfosis en ti.

Neuroplasticidad guiada por hormonas

Desde hace más de cien años se sabe que las hormonas coordinan la neuroplasticidad durante periodos sensibles del desarrollo, como ocurre en los primeros años de la vida y la adolescencia. Las fluctuaciones hormonales durante el embarazo superan las de cualquier otro evento neuroendocrino en la trayectoria vital de un humano, aunque la conducta materna es un constructo multifactorial que no depende exclusivamente de la estimulación hormonal. En la última década, los estudios de resonancia magnética han demostrado consistentemente que el cerebro de las mujeres sufre cambios neuroanatómicos sustanciales durante el embarazo y el periodo posparto, modulados por estos picos hormonales.

Me acuerdo ahora con una sonrisa de un capítulo de la serie *The Big Bang Theory* en el que Bernadette, estando embarazada, con conocimiento de los cambios que ocurrían en su cerebro, se dedica a potenciar lo que ella llama sus superpoderes mentales de madre, lo que me lleva a una frase que escuché una vez de una matrona: *El embarazo solo dura nueve meses, que no te pillen despistada.* **Esta transformación se está dando para que te prepares para lo que viene.**

La plasticidad ocurre en algunas áreas cerebrales tanto en el plano molecular (con aumento de niveles de neurotransmisores, neuromoduladores y receptores para condicionar la actividad eléctrica neuronal) como a nivel estructural, afectando a la morfología de las neuronas (lo que incluye cambios en el tamaño del soma o cuerpo neuronal, longitud, ramificación y densidad de las dendritas o conexiones entre células nerviosas). Estos fenómenos se producen en la sustancia blanca (subcortical) y también en la gris (cortical), como se ha puesto de manifiesto en estudios con animales. **Dicha transformación cerebral conlleva un cambio de actuación.** Las bases neurobiológicas del comportamiento materno han sido ampliamente estudiadas en modelos murinos, lo cual ha proporcionado un marco de referencia. Los trabajos con roedores indican que **las hormonas del embarazo preparan un circuito neuronal conocido como «materno»**, lo que facilita la aparición de la conducta de cuidado.

La ciencia ha demostrado que si se extirpa este circuito, la rata abandonará a sus crías y, por el contrario, si se estimula, se fomenta la actitud de crianza. Se trata del área preóptica medial en la cara anterior del hipotálamo, en la base del encéfalo. Esta área está profusamente conectada con regiones sensoriales que reciben información visual, auditiva, olfatoria, gustativa y táctil, ya que **una madre está pendiente de sus crías mediante todos los sentidos.** La hiperconectividad del área neuronal materna abarca redes de enlace con sistemas asociados a la RECOMPENSA (área tegmental ventral), al PLACER (núcleo accumbens), al ESTRÉS, a la MEMORIA y, por supuesto, al MIEDO y otras emociones (amígdala cerebral); **¿cómo no va a pensar y reaccionar de otra forma una madre?**

Es como si los bebés transformasen a los adultos que los cuidan en padres lanzando señales a sus cerebros que estimulen el cuidado. Y **por eso cada madre acaba entendiendo a su hijo mejor que nadie, porque se ha producido la mencionada *actualización específica de su software cerebral.*** Como decía mi abuela Carmen, madre de mi madre: *El primer hijo enseña a la madre y la madre enseña a los demás.* Y ella tuvo nueve, así que creo que aprendió bien. Estaba hablando de neurociencia sin saberlo. Yo, tristemente, no la conocí, pero ahora que estoy viviendo cómo los cuidados de una madre se transmiten de generación en generación, tengo la sensación de que, en parte, sí que la conozco.

Neuroplasticidad estimulada por el cuidado

Pero no todo queda en la activación hormonal inicial del cerebro materno, la historia sigue... Una vez que dicho circuito materno murino se ha activado, el comportamiento de cuidado se mantiene y se adapta a través de información sensorial procedente del contacto con los cachorros. Los estímulos OLFATIVOS, TÁCTILES, de SUCCIÓN y VISUALES originados por las crías recibidos por el tálamo, y procesados en la corteza prefrontal medial y la amígdala, mantienen y adaptan la conducta de la madre rata durante el periodo posparto.

Otras áreas como el hipocampo también son estimuladas por este sistema e impactan en el comportamiento materno, modulando aspectos involucrados con el **aprendizaje espacial, la memoria** y ayudando a la **organización y flexibilidad de pensamiento** para el cuidado. Parece que la naturaleza modifica nuestra capacidad espacial y tolerancia cognitiva para vivir en un ambiente de juguetes, pañales, etc., que se desordena tan rápido como se ordena.

Una de las primeras **evidencias de la base hormonal del comportamiento materno** data de 1972, cuando Terkel y Rosenblatt transfundieron sangre de animales preñadas a hembras vírgenes, lo que resultó en una rápida inducción del comportamiento materno. Otros experimentos con madres animales primerizas ponen de manifiesto la importancia de las aferencias sensoriales procedentes de las crías para que la madre ejerza una adecuada atención hacia ellas: se ha documentado que, al arrebatarles la capacidad de oler, el hecho de perder esta información modifica su conducta de cuidado, por lo que se ve gravemente alterada. Ello se ha registrado en ratas y ovejas, las cuales, una vez que fueron privadas de la capacidad olfativa, rechazaron y no atendieron a sus crías. Moraleja: **huele mucho a tu primer hijo los primeros días, te facilitará la sincronía con él**. Sin embargo, en estos experimentos también se vio que si las mamíferas ya habían criado previamente, a pesar de no oler a su nueva camada eran capaces de cuidar: la experiencia cuenta (prueba de ello: el buen manejo de muchas abuelas con sus nietos).

Me detengo un momento en las **abuelas** para contarte los resultados de un estudio en el que se comparó la activación cerebral de las abuelas al ver fotos de sus nietos en comparación con la de los progenitores varones de estos niños: ganaron ellas por goleada en la agitación de áreas relacionadas con la **empatía, motivación y recompensa**. Aunque supongo que estas diferencias se reducirán a medida que más se implique el padre en los cuidados.

La recepción e interpretación a nivel cerebral de información táctil procedente de las crías, como estamos viendo, ostenta un rol relevante en la transformación del cerebro materno: la mamá rata lame a sus crías y ello tiene efecto en su encéfalo (motivación hacia el cuidado) y en el del retoño (estímulo afectivo y madurativo). Esto nos aporta más argumentos a favor del contacto piel con piel, y no solo las primeras horas tras el parto, sino en múltiples momentos vividos a diario con el recién nacido y en los primeros meses de vida.

Eso me enlaza con la **teoría de la exterogestación**, según la cual se promulga que aproximadamente durante los primeros nueve meses de vida el bebé ha de pasar mucho tiempo pegado a la madre como si lo siguiese gestando, pero ya fuera del útero. Sus defensores se basan en que el desarrollo cerebral del *Homo sapiens sapiens* provocó el aumento del tamaño del cráneo, lo cual, unido a las modificaciones de la pelvis de la madre por la posición bípeda, hace inviable una gestación intrauterina más larga. Esto lleva a que el neonato nazca muy desvalido, mucho antes de alcanzar la capacidad de un desplazamiento efectivo, como animales altriciales que somos, frente a los precociales que nacen con la capacidad de desplazamiento más desarrollada.

¿Te despiertas al más mínimo movimiento de tu retoño? Se han publicado datos sobre la multiplicación, en ratas preñadas, de los receptores de estrógenos y oxitocina en la corteza cerebral encargada del procesamiento de la información auditiva de forma espontánea las 48 horas previas al parto. Es decir que la rata madre tendría potenciada la conexión de la audición con el cerebro materno que condiciona su conducta. Si esta información fuera extrapolable al ser humano, podría explicar al menos parcialmente la facilidad de despertar de una madre ante el mínimo ruido de su hijo, o la sensación de que ellas escuchan más intensamente al bebé incluso desde otra habitación.

El cerebro paterno

Comparto los resultados de otros trabajos en roedores sobre el «instinto maternal» en ratas hembra vírgenes. Los investigadores introdujeron una rata virgen en la jaula con una madre rata y sus crías. Los primeros siete días había que tener cuidado de que la rata virgen no se comiera a las crías, pero superado este periodo, a base de exposición frecuente al cuidado, la rata virgen comenzaba a colaborar. Y si a esta rata en la que se ha despertado experimentalmente el «cerebro materno» se la coloca en una jaula a solas con crías que no son suyas, procederá a cuidarlas.

Resultados similares se han obtenido con ratas macho, **aunque el periodo de tiempo necesario para despertar el «cerebro paterno» era mayor.**

Tomándome la licencia de extrapolar estos datos a humanos, me lleva a la reflexión de que el hecho de que la propia atención diaria a las crías impulse la actividad cerebral del cuidado hace posible que este circuito se pueda activar y reforzar, aunque a otro ritmo, mediante el cuidado frecuente, también en los padres y madres no gestantes (en casos de adopción o parejas homosexuales). Es decir, en la madre gestante podemos decir que el proceso ya ha empezado casi antes de darse cuenta, pero en padres y madres no gestantes, aunque el inicio sea más cognitivo, **esa presencia constante y la frecuencia en el cuidado también arrancará el proceso biológico.**

Criar es una habilidad que hay que entrenar y está muy ligada a la motivación. Todo cambio cerebral duradero depende de la repetición habitual para la consolidación de las fibras que comunican las áreas implicadas. ¡Fijaos en todo lo que empieza a fraguarse durante la baja de maternidad, paternidad y adopción! **No es de extrañar que algunas madres al volver al trabajo se sientan «otras».**

Ciertamente las hormonas aceleran el proceso, como ponen de manifiesto trabajos en hembras rata vírgenes ovariectomizadas (a las que les habían extirpado los ovarios quirúrgicamente). A las que les era devuelto su influjo hormonal previamente robado de manera artificial (tratadas con un régimen hormonal de oxitocina, estradiol, progesterona y prolactina) su latencia para comportarse maternalmente se redujo de los típicos 6 a 7 días a 35-40 h.

¿Adictas al cuidado?

Tiene especial relevancia el hecho de que las neuronas del área preóptica medial (circuito maternal) lancen sus axones (extensiones de las neuronas encargadas de llevar la señal eléctrica a otros lugares) para conectar con el área tegmental ventral que actúa como **centro de recompensa**, lo que condiciona la motivación mediada por el neurotransmisor **dopamina**. La repetición de los cuidados hace que se refuercen estas conexiones, lo que permitirá mantener el «cerebro materno» mucho tiempo después de la gran influencia hormonal oxitocínica del parto y la lactancia. O sea, que **nuestro cerebro se acaba haciendo adicto, por así decirlo, al cuidado de la descendencia.** ¿No te ha pasado que cuando te permites los primeros tiempos de autocuidado alejada de tu bebé, te acuerdas muchísimo de él? La neurociencia lo explica. O, por ejemplo, ¿a alguna le ha ocurrido que los temas de bebés le dieran pereza antes de ser madre o que le gustasen los niños solo para un rato, y aun así haya sentido una fuerte conexión con la infancia después de su primer hijo? Bueno, pues nuestra revolución biológica lo aclara.

La red motivacional maternal tiene una peculiaridad, y es que no baja por saciedad como podría pasar con otros estímulos o adicciones; la madre mantiene su avidez por cuidar, aunque acabe de atender a su prole. Esto se ha visto dramáticamente, hasta un punto casi hilarante, en ensayos con ratas a las que, una vez que se hubo activado su cerebro materno, se las colocó en una jaula en la que podían obtener una cría (no propia) cada vez que activaban una palanca. Hubo ratas en estas circunstancias que llegaron a acumular cientos de crías, 648 la más motivada, en tres horas trabajando ¡y en su primer día posparto! Una cría cada 15 segundos, el tiempo que tardaba en acomodarlas en el nido, caminando cientos de metros con las crías en la boca hasta que los investigadores pararon el experimento (se cansaron ellos antes). Cuando te sientas sin energía en la crianza, al margen de mejorar tu autocuidado y buscar apoyo, acuérdate de esta súper madre rata y piensa que TÚ PUEDES con tu mucho menor número de hijos.

La experiencia es un grado

Los trabajos científicos en personas son menos invasivos corporal y vitalmente con los individuos estudiados que aquellos realizados con animales, pero ya **hay datos de que el antecedente de haber cuidado de niños con asiduidad previamente a tener el pri-**

mer hijo es un factor protector frente a la depresión posparto. ¿Tendrán estas mujeres el cerebro más preparado?

En el campo de la etología (rama de la biología y de la psicología experimental que estudia el comportamiento de los animales en sus medios naturales) se muestran ejemplos que apoyan lo anterior: las probabilidades de supervivencia de la primera cría de una madre tití que no haya tenido contacto previo con crías ajenas son muy bajas; se sabe también que si una hembra de macaco japonés jamás ha visto una cría puede salir huyendo cuando nazca la suya; y en un experimento con chimpancés, las que convivieron con crías previamente a ser madres fueron más eficientes en la adaptación al cuidado de sus propios retoños. Chicas, nosotras afortunadamente tenemos más recursos que otras primates, pero si estáis embarazadas y no habéis tenido ese contacto previo, experimentadlo, y si estáis buscando el embarazo, más aún, ya que os activará hormonalmente. Y quien se encuentre en los primeros meses de crianza de su primer pequeño y haya llegado a ese punto sin mucho contacto anterior con la crianza, ahí, más que nunca, aconsejo buscar la convivencia con otras madres.

Esto ha sido bastante estudiado para la reproducción de los primates en cautividad. En el Zoológico Nacional Smithsoniano de Washington DC reparten, a las gorilas que no han sido madres, peluches (que emiten sonidos similares a las crías) para que ensayen (como cuando jugábamos a las muñecas de pequeñas, ¿quizá estábamos sentando las bases de nuestro cerebro materno?). Y en el Parque Nacional de Kibale, en Uganda, se ha observado a las chimpancés jóvenes que ven a otras madres criar buscarse sus propias muñecas, acunando y acariciando palos y objetos similares, conducta que abandonan tras su primer parto. Y yo me pregunto: ¿cuidar un cachorro de perro o de gato como mascota nos activará áreas cerebrales similares? Desde mi experiencia, puedo ver signos de apego de mi perro conmigo y estoy convencida de que a través del tacto somos capaces de influirnos en el estado de ánimo el uno al otro.

Escuchemos lo que nos piden las hormonas

Volviendo a los humanos, cambios hormonales en el estradiol y la progesterona durante etapas tempranas y tardías de la gestación se han relacionado con una mayor sensibilidad materna, contacto afectuoso y sentimientos más positivos de vinculación hacia el recién nacido durante el posparto. Incluso en el periodo posparto temprano se han correlacionado niveles más altos de cortisol en plasma con la sensación de que las madres se sienten atraídas por el olor del recién nacido. Después del periodo posparto temprano (primer mes), cuando el cortisol ha vuelto a los niveles previos al embarazo, la disminución del cortisol materno parece estar asociada positivamente con una mayor sensibilidad materna cuando juega con su bebé. Y durante la lactancia, los niveles altos de prolactina tras la toma se asocian positivamente con la exhibición de niveles más altos de sensibilidad materna en la interacción con el infante. Con todo esto quiero decir que los bailes hormonales espontáneos de nuestro cuerpo ayudarán a nuestra conexión con el rol de criadora, por lo que conectarnos con cómo nos sentimos, escuchar nuestras sensaciones y vivir al ritmo que nos pide el cuerpo es lo que nos permitirá estar en concordancia con nuestra biología. Querer ir a otra velocidad (o que las circunstancias o acontecimientos nos lleven a ello) y no atender estas necesidades nos puede llevar a una disonancia que interfiera en la buena adaptación.

Como muchas sabréis, el cortisol es una hormona que también aumenta con el estrés. Pero en el embarazo cumple una función fisiológica: se elevan sus niveles alrededor de la mitad de la gestación y caen un mes tras el parto. No obstante, fuera de estas fluctuaciones naturales previamente descritas, un aumento sostenido por vivencia de situaciones entendidas como amenazantes podría influir negativamente en el proceso de vinculación madre-hijo.

Te cuento una curiosidad: aunque se ha estudiado con limitaciones por analizar una muestra pequeña de mujeres, hay indicios de que el parto vaginal favorece una mayor y más temprana activación de los centros de recompensa y motivación cerebrales, incluyendo la amígdala, frente a los nacimientos por cesárea. Lo he querido comentar como pequeño consuelo para todas aquellas madres que sufrieron la dilatación para finalmente acabar en cesárea, que sepan que todo el influjo hormonal previo a la intervención quirúrgica pudo ayudar a su preparación cerebral inicial para la crianza, para que no sientan que fue para nada. Y para las que fueron a cesárea directamente, os doy el siguiente dato del estudio: a los cuatro meses posparto ya no había diferencias entre unas madres y otras, puesto que el propio cuidado de los hijos estimuló las redes neuronales adecuadamente.

Los circuitos neuronales maternos en mujeres no solo comparten regiones centrales con la red mostrada en roedores, sino que también incluyen componentes evolucionados posteriormente que son exclusivos de los seres humanos y que están involucrados en funciones socioafectivas de orden superior. Al igual que en las ratas, las regiones subcorticales comúnmente activadas en las madres humanas en respuesta a señales infantiles incluyen el hipotálamo, la amígdala y las regiones de recompensa dopaminérgica como el núcleo accumbens y el área tegmental ventral. Esta red puede mantener aspectos del comportamiento maternal altamente conservados entre los mamíferos, como la vigilancia y la recompensa en relación con el cuidado del pequeño.

Más allá de las redes subcorticales, las regiones corticales también se activan en madres humanas que están expuestas a estímulos relacionados con el bebé. Estas áreas incluyen la corteza cingulada anterior, la ínsula, la corteza prefrontal medial y la unión temporoparietal. Dichas zonas del cerebro se han asociado con **procesos cognitivos clave para los cuidadores como la empatía, la mentalización y la regulación de las emociones**. Ser padres es todo un entrenamiento de inteligencia emocional y nuestra biología intenta facilitárnoslo abonando las regiones que deberemos aprovechar y desarrollar mediante entrenamiento diario. En el padre o casos de madre no gestante, el proceso podrá empezar más lento, pero mediante presencia e implicación la sincronía hará su magia; conozcamos esto para tenernos paciencia mutuamente y seguir en el mismo barco aprovechando las fortalezas de cada uno.

Los cambios neuroplásticos estimulados por las hormonas maternas llegan incluso a influir en la creación de neuronas nuevas: evidencia sólida en estudios con ratones indica que los aumentos repentinos de prolactina durante el embarazo promueven la neurogénesis en la zona subventricular encefálica. Estas neuronas luego migran al bulbo olfatorio, presumiblemente facilitando el reconocimiento de olores familiares y promoviendo el comportamiento materno. El hipocampo actualmente es la única región del cerebro en la que se ha confirmado la neurogénesis en humanos.

¿Despistes?

En cuanto a la memoria, me temo que la tendencia es a empeorar en el tercer trimestre de gestación y posparto, pero tranquilas, que los estudios muestran que vuelve a mejorar tras el destete de las ratitas, asociando un efecto neuroprotector a largo plazo en la vejez.

Alguien podría decirme: *Si todo esto está seleccionado por la evolución para favorecer el cuidado atento de las crías...*, ¿en qué sentido pueden interesar las pérdidas de memoria? Bueno, pues no tengo una respuesta contrastada, podría ser simplemente un efecto secundario de tamaña transformación, pero desde la confianza que tengo en las circunstancias que la biología hace perdurar en el tiempo, me aventuro a hipotetizar que no poder estar pendiente de muchas más cosas puede favorecer una actitud focalizada en lo importante y prioritario.

¿Quieres saber cómo se evalúa la memoria en ratones? Pues te cuento que algunos investigadores han puesto a ratas preñadas a nadar en busca de una plataforma de flotación, la cual tardan más en encontrar en los nombrados periodos en los que las hormonas han hecho de las suyas en el hipocampo cerebral.

Hay otros factores que interferirán en nuestra capacidad memorística, especialmente las interrupciones en el descanso nocturno. En los casos más severos de lactantes con gran irritabilidad y padres superados por la situación, con el cortisol por las nubes ante la expectativa de múltiples interrupciones de sueño cada noche, los circuitos de recompensa cerebrales pueden modificarse, complicando el refuerzo de la red adaptativa de cuidado que ha de consolidarse en las primeras semanas. A estos padres les diría que confíen en que la maduración del sueño de su hijo ocurrirá, es decir, que la situación mejorará, y que toca aceptar y acompañar necesidades mediante ayuda mutua durante esta exigente etapa. Por suerte, la mayoría de los casos no son tan extremos y la madre acaba adaptando su sueño al de su hijo, gracias a la sincronía de la **coherencia fisiológica** especialmente favorecida por el colecho, y consigue descansar en dichas condiciones. Por supuesto, con apoyo, toda empresa es menos dura.

Aprovecho ahora para definir un poco mejor este término que ha salido a colación. La ***coherencia fisiológica*** **permite que se sincronicen nuestras actividades cardiacas y cerebrales**. Se ha podido medir en laboratorios de investigación esta comunicación entre cerebros cuando dos personas conversan. Se produce un acompasamiento de actividad eléctrica en las áreas destinadas a la escucha, la atención y el procesamiento de nuestro propio cuerpo. Como bien dice la doctora Castellanos, *habrá que elegir bien a quién le prestamos nuestra atención*. Y también se ha estudiado la sincronización cardiaca por ejemplo entre músicos en el escenario o los cantantes de un coro a los pocos segundos de comenzar. Y este contagio es máximo entre una madre y su hijo, jugando dicha conexión un papel relevante en el proceso de apego. **TU CORAZÓN NO ES SOLO TUYO.**

¿Reducción de la sustancia gris?

No sé si te habrá llegado la noticia de que los cambios cerebrales constatados por resonancia magnética en mujeres embarazadas justo muestran reducción del volumen de la sustancia gris, lo cual no suena muy alentador... Bueno, intento explicar un poco esto: dicho hallazgo sería indicador de remodelación estructural, es decir, prueba de cambios activos a nivel de arquitectura encefálica. Se trata de un proceso mediado por prolactina y hormonas esteroides (progesterona, estradiol y cortisol) y dinámicamente se modifica tras la caída hormonal. Servin-Barthet y colaboradores (2023) argumentan que es poco probable que las neuronas respalden estos cambios. Un candidato explicativo más probable es la microglía, compuesta por células del sistema nervioso central implicadas en procesos de crecimiento, reparación y renovación del tejido nervioso, por lo que no tengas miedo a quedarte con menos neuronas. Lo que sí queda demostrado con esto es que persisten huellas de remodelado de la corteza cerebral de forma duradera, que permanecen años después del parto.

Para respaldar la idea de que las variaciones en las células microgliales pueden explicar la modificación de la sustancia gris, os cuento que de forma experimental se ha reproducido en animales el agotamiento de la microglía para imitar la disminución del tono microglial al final del embarazo y el periodo posparto temprano, con la consecuencia de que ello facilitó el comportamiento maternal en ratas hembras vírgenes.

Todos estos cambios son bastante dinámicos, como demuestran los estudios de Pereira y Morrell en los que se observa que la activación cerebral en ratas con el cuidado materno se va expresando progresivamente en el tiempo de forma más distribuida (menos localizada y con más áreas implicadas) según avanza el posparto. Ellos explican este fenómeno como reflejo de la flexibilidad en el tipo de cuidado que precisan las crías dependiendo de su desarrollo, reduciendo la hiperprotección y favoreciendo el entorno de aprendizaje.

También en humanos se ven variaciones con el tiempo de la red del cerebro materno; de hecho, se ha demostrado una menor activación en la corteza cerebral en relación con el procesamiento atencional según aumenta la experiencia de la madre. Esto lo ha publicado el equipo de investigación de Rutherford en Yale, valorando mediciones mediante electroencefalografía que describieron una gestión más eficiente con menor intensidad de activación en madres secundíparas ante la exposición a caras de bebés frente a madres primerizas, lo que se podría relacionar con un menor gasto de energía cerebral durante el cuidado. Las 59 madres fueron evaluadas en los meses segundo y séptimo posparto y, en las entrevistas, las madres de dos niños referían vivir con menor ansiedad la crianza del segundo. **Como en todo, la experiencia cuenta.**

Por supuesto, nosotras las humanas somos bastante más complejas que nuestras parientes murinas. El comportamiento materno en mujeres probablemente depende de la combinación de factores gestacionales intrínsecos y factores posparto extrínsecos. Los factores extrínsecos incluyen no solo la interacción continua con el bebé, que puede conducir a una neuroplasticidad inducida por la experiencia, sino también el tipo de lactancia, el sueño, el estrés, la hidratación, el peso, la nutrición, el apoyo recibido, etc.

Los científicos declaran que se necesitan más estudios para dilucidar los tipos de procesos de neuroplasticidad involucrados en la transición a la maternidad en humanos y cómo afectan al comportamiento materno, pero, desde luego, con lo publicado hasta el momento ya te puedo decir, querida mamá, que **tu cerebro se ha visto modificado por la experiencia materna, y espero que estés encantada de conocer esta nueva faceta de ti misma.**

LA LLEGADA

Desde el embarazo

- Ya siempre acompañada.
- Visualizaciones de la maternidad.
- No dejar de lado el sentir.
- Huellas imborrables.

Me gustó mucho la frase que me brindó una amiga cuando le pregunté por su embarazo: *Siento que siempre estoy acompañada.* Lo que creo que ella no sabía en ese momento es hasta qué punto esa realidad de no estar ya nunca sola subiría de intensidad cuando diera a luz.

Durante la dulce espera nos vamos haciendo a la idea de la llegada del nuevo miembro de la familia, y nos dedicamos a preparar todo lo que creemos necesario para hacer frente a la situación. Y a pesar de dicha anticipación, el cambio vital se vive como súbito y puede ser abrumador mientras nos acostumbramos a él. Es bueno hablar de estos temas para que dicha progresión se viva a la vez que ocurre el más tierno acompañamiento al ser que empieza su vida extrauterina. La madre bien arropada y comprendida estará mejor dotada para entender las necesidades de su hijo. Es un periodo de intensos aprendizajes y de conocimiento profundo de una misma y de las necesidades del crío, lo que requiere una actitud de apertura y entusiasmo.

Me parece interesante abordar contigo la etapa de la gestación, que suele estar llena de alegría y grandes expectativas, pero también de incertidumbre y dudas. Creo que es un momento en el que todos los futuros padres nos hemos visto desorientados y un poco asustados.

Pero ¿todo empieza en la concepción?, ¿o incluso antes? ¿Cuándo empezó para ti? ¿En la búsqueda de embarazo? ¿En tus ideas de ser madre desde que tienes uso de razón? La maternidad es un evento trascendente y un plan vital motivador que en muchos casos ordena la vida, y las expectativas previas juegan un papel en nuestra visión de la vivencia.

Y todo cuenta en cuanto a cómo yo me posiciono ante mi primer hijo: si el embarazo fue deseado o no, buscado o no, intentado por largo periodo o la buena noticia vino rápido, cómo de consolidada estaba la relación de pareja en ese momento, si lo estoy viviendo sola por propia voluntad o por un evento adverso, si ha habido situaciones de riesgo durante el embarazo, etc. Cada una tiene sus circunstancias, con sus aspectos positivos y negativos, y toca afrontarlo con valentía y la mejor actitud de la que una disponga.

¿Cuándo empezaste a visualizar a tu hijo? Yo ya de pequeña me imaginaba a mí misma siendo madre de una niña, sensaciones que retomé cuando llegó mi momento vital de búsqueda de embarazo, las cuales se incrementaron durante la propia gestación. Y esto dio paso a la imaginación de cómo sería ella en las siguientes etapas, una vez que la tuve en mis brazos y aprendí a conocerla, cuidarla y amarla con todo mi ser a lo largo de sus primeros meses y el revolucionario primer año de su vida como personita y mi camino como madre. Pues estos pensamientos sobre el bebé que tiene la madre en el embarazo han sido llamados por los científicos ***representaciones maternas***, y el tinte emocional que conlleven influye en la vinculación emocional madre-hijo. ¡Fíjate si nos marcan las expectativas! Como ejemplo gráfico, quiero hablarte del efecto placebo, y esto no queda relegado solo a los ensayos clínicos. ¿Tomás café? ¿Cuánto tiempo tarda en despertarte? ¿Segundos? ¿Sabes que en realidad el efecto cerebral precisa al menos 15 minutos? ¿En serio? ¿Y lo que noto antes qué es? Cumplimiento de tu expectativa. Lecannelier describe cómo **las expectativas de la madre respecto a la crianza en el embarazo pueden ayudar a predecir el apego que desarrollará su hijo con ella.** ¡Hasta ese punto! Porque condicionan la forma de pensar de la madre, y ello su manera de interactuar con el bebé. Parece que la naturaleza no da puntada sin hilo.

Y, después de visualizar tanto, condicionar nuestra vida completamente, reestructurar nuestra escala de valores, cambiar nosotras como personas, tras tamaña transformación, **no puede ser que no disfrutemos el proceso por sentirlo demasiado exigente.**

La madre ha de conseguir equilibrar su situación para gozar del cuidado. **Está muy bien formarse y saber, pero sin dejar de lado el sentir.** Todo lo que te hace estar contenta te empodera para crear un ambiente potencial de felicidad para tu hijo, con menor esfuerzo, partiendo de tu propia alegría interior, ya que el cariño, la creatividad y la espontaneidad crecerán de forma natural, y ello ayudará a restar importancia a las dificultades. En este libro aporto algunos datos basados en investigaciones neurocientíficas que apoyan estas afirmaciones.

Embarazo, parto y crianza suponen una enorme conexión física con nosotras mismas, y eso en ocasiones cuesta, nos podemos sentir desbordadas. **Algunas madres se sienten previamente en un mundo tan mental que cuando han de desconectar de lo cognitivo para fundirse con lo corporal pueden encontrarlo difícil, y un ejemplo de ello, en su máxima expresión, es el propio proceso de parto.** Se hace necesario el conocimiento de la influencia de ciertas circunstancias en la secreción de oxitocina, hormona facilitadora del nacimiento y la lactancia. Me refiero a factores ambientales que ayudan a la fusión con las sensaciones corporales y cierta desconexión de la parte más cognitiva. El desconectarnos un poco de lo mental nos permitirá prestar menos atención a pensamientos que incrementen el miedo al dolor.

Ante pensamientos de que un dolor está por llegar, una región cerebral conocida como ínsula anticipa la sensación activando más sus neuronas. Así, cuando el dolor finalmente se presenta, la actividad neuronal ya lo estaba proyectando, produciéndose así una vivencia mayor de la sensación dolorosa, por aferrarnos a la expectativa consciente. De manera que cultivar la apertura a la experiencia, por ejemplo, a través de la meditación regula esta representación anticipatoria en la ínsula. En ello se basan los programas de preparación al parto tipo *hipnoparto.* Pero para conseguir este estado es necesario no solo haber leído sobre ello, sino haber hecho prácticas y estar acompañada en el momento real por una persona que sepa asistirnos adecuadamente desde esta perspectiva. Las embarazadas que se deciden a formarse en *hipnoparto* y llevar a cabo sus prácticas guiadas se empoderan ante el proceso mediante técnicas de relajación profunda y entrenamiento en la toma de decisiones, así como en el acompañamiento corporal de las sensaciones que van a transitar.

La convivencia corporal de bebé y madre durante la gestación deja huellas imborrables. Uno de los últimos hallazgos sorprenderá a más de una lectora: los científicos han descubierto células fetales en el cuerpo de la madre que ha gestado, en diferentes órganos de la mujer, incluso décadas después del embarazo. Se ha llamado a este fenómeno «microquimerismo fetal». Y ha habido casos en los que estas células han ayudado a sanar patologías maternas, según autores como Chaudhry. Se han dado también casos de mejoras de cardiopatías explicadas por esta colonización celular benigna, y pueden contribuir al remodelado de la cicatriz de la cesárea, la episiotomía o el desgarro que la madre haya podido sufrir en el parto. Según un estudio holandés que siguió a 190 mujeres, se encontró que las que presentaban microquimerismo fetal tenían mejores índices de salud. Está descrito un emotivo caso en el que una madre que estaba enferma del hígado gestó a un hijo que no nació vivo, pero las células de este siguieron viviendo en ella y se dedicaron a la loable labor de reconstruirle un lóbulo hepático.

No te ocultaré que se han dado también casos menos afortunados en los que estas células crean problemas: han estado detrás del origen de algunos casos de cáncer de mama (aunque biológicamente la función deseada era favorecer la producción de leche materna) y se han descubierto como origen de patologías tiroideas.

Hará bien la madre en involucrarse durante el embarazo en actividades que la ayuden a hacer un entrenamiento de atención a su cuerpo e interocepción (percepción de lo que sucede en nuestro interior), así como en buscar un equipo de personas de atención al parto que cuiden la naturalidad y humanización del proceso. Aquellas mujeres que dan a luz con sensación de intimidad, libertad de movimiento, aceptando las sensaciones necesarias del proceso y sintiéndose protegidas por las personas que las acompañan en dicho trance tienen más probabilidad de experimentar menor sufrimiento y un progreso de parto menos interferido. ¿Sabes otra cosa que ayuda? Escuchar música que te gusta, ya que ha demostrado en diferentes intervenciones quirúrgicas la reducción de la vivencia del dolor.

Hay muchos tipos de partos, pero todos se pueden beneficiar de una mirada respetuosa hacia la conexión materna con el proceso de apertura que se está viviendo: un ambiente sin iluminación excesiva ni ruidos estridentes, con pocas personas que se dirigen solo lo estrictamente necesario a la madre y con voz suave, especialmente para brindarle hidratación, alimento si lo precisa y la facilitación del movimiento que su cuerpo le dicte. Mención señalada tiene el sentido del tacto durante el parto y que tan importante será después en la crianza. No han de faltar abrazos, caricias y masajes, si puede ser por parte de la pareja, o familiar acompañante, los cuales ayudarán a la secreción de oxitocina para favorecer el progreso, así como endorfinas que fomentan una sensación de bienestar y opiáceos internos que dan soporte en el alivio del dolor. Todo esto se puede ir visualizando y aprendiendo desde la asistencia conjunta de la pareja a las sesiones de preparación al parto. Las madres que optan por alumbramiento en el agua consiguen también alivio por estas vías sensitivas. Dichos estímulos corporales ayudan a la madre a conectar con su organismo desde el cerebro inferior descrito por Siegel y favorecen el avance del proceso. Habría que minimizar en lo posible las interrupciones, sobreestimulaciones o activaciones cognitivas (cerebro superior), desde las preguntas sobre información no relevante, la recepción de información potencialmente preocupante o simplemente un trato frío y distante.

Sea como sea, y nos preparemos lo que nos preparemos, muchas veces hay elementos de la vivencia del gran día que nos superan. Tras ello, toca reponerse con el cariño del entorno, porque el siguiente reto no es menos grande ni menos físico: la lactancia y la crianza del recién nacido que está aprendiendo a vivir fuera del útero a la mismita vez que su madre está empezando a entender cómo cuidarlo. Una vez ocurrido el nacimiento, vivido como una explosión de «corporalidad», hemos de reconciliarnos con nuestra historia de parto, haya sido o no como la esperábamos, y toca agradecer que fruto de ella está nuestro hijo en el mundo, por lo que esa experiencia corporal sigue, en este caso, a través ya de la piel.

Hay muchas circunstancias que nos pueden hacer sentirnos descolocadas las primeras semanas de crianza. Incluso un parto inducido antes de la progresión espontánea (por una causa médica que lo justifique) altera el proceso natural hormonal que no solo desencadena el parto, sino que además facilita los procesos posteriores de atención al recién nacido. Os cuento el caso de la madre coneja, la cual, la víspera del parto, se arranca voluntariamente el pelo de los muslos, y usa este suave material para forrar su nido. Pues bien, si los investigadores la rasuran y evitan así esta pauta de comportamiento instintiva, la dejan tan desconcertada que adoptará una conducta maternal caótica hasta el punto de que sus crías pueden morir. Por suerte, nosotras tenemos un intelecto superior para compensar nuestra sensación incómoda ante las cosas que ocurren en torno al parto que no nos gustan, pero esa inquietud interior nos estará acompañando y nos tocará gestionarla para que no se enquiste y nos complique la alegría inicial. Y déjame decirte que poca gente te entenderá, salvo otra madre. Será un desasosiego pasajero, y es más fácil dejarlo ir si sabemos que es natural que nos pase, así que no usemos nuestro cerebro superior para darle más vueltas de la cuenta y enredarnos en pensamientos dañinos. Hablemos de ello y permitámonos sentirlo, para después poder soltarlo.

En ocasiones, hay madres que viven todos estos cambios tan rápidos como avasalladores. No son infrecuentes emociones de inseguridad y culpa o quizá disconformidad con la forma de influir de las personas que están alrededor. Esta insatisfacción, de forma temporal, puede condicionar los pensamientos de la madre. Ella puede acabar contextualizándolos como quejas, expresadas o no, hacia el personal sanitario, su pareja, familiares, negatividad hacia ella misma o el propio bebé en algunos casos. No quiero decir con esto que no puedan existir causas reales frente a las que reclamar, solo quiero **avisar a las madres de que estarán en un momento de alta sensibilidad en el que pueden vivir como más desagradables o insoportables ciertas dificultades por verse indefensas ante ellas.** Si te pasa o te ha pasado, puedo decirte que es frecuente y en la mayoría de las ocasiones el malestar se apaciguará recibiendo cariño y comprensión de tu entorno. **Poco a poco todo se irá poniendo en su sitio** (recuperación corporal, desaparición de molestias, mayor manejo en los cuidados, recuperación de cierta rutina o al menos menor sensación de descontrol), y con ello las emociones también se irán transformando, atenuándose y compensándose las desagradables. Aun así, no por el hecho de que sea temporal hay que desatender dicho estado de ánimo, ya que se pasa precisamente atendiéndolo, transitándolo, permitiéndoselo y recibiendo apoyo y amor. En las madres en las que este trance emocional tarde en resolverse, probablemente sea necesario incluso buscar ayuda por parte de un profesional de la salud mental.

Y de pronto estás aquí

- ¿Instinto maternal?
- La importancia de aceptar el cambio y no vivir en lucha con la nueva realidad.
- El cuidado de un bebé conlleva una serie de circunstancias temporales que pueden ser vividas por la madre como oportunidad o como limitantes.
- Confía en tu propia capacidad, todo es un aprendizaje.
- Comienza tu influencia sobre la personalidad del bebé.
- El valor del apoyo.

¿Instinto maternal?

Hay quien piensa que el **instinto maternal es algo casi automático y que después del parto la madre ya ama a su bebé** y sabe cómo cuidarlo. Las observaciones científicas demuestran que esto no es tan así. ¿Cuál ha sido tu experiencia? Puede que sí sintieses que ya amases a tu bebé, pero eso depende de cuánto deseabas ser madre y del trabajo mental que has venido haciendo espontáneamente previo al alumbramiento. La realidad es que la verdadera conexión emocional (que está muy facilitada por el despliegue hormonal que ya ha ido creando cambios cerebrales durante la gestación) se da poco a poco mediante el contacto físico con el pequeño. Esta reflexión es importante, porque **alguna madre se siente rara al principio por no tener las emociones que ella esperaba. Esa impresión se desvanecerá a base de pasar tiempo con el recién nacido, atendiéndolo.** Cuidado aquí con las interferencias de otras personas, ya que está bien que vengan a apoyar los más cercanos, pero no es momento de que el bebé pase mucho tiempo fuera de los brazos de su madre (ya habrá tiempo para crear vínculos con los demás, no se puede alterar el inicio de lo más fundamental distrayendo a la reciente mamá). **Al principio el tiempo de la madre estará dividido entre descansar y conectar con su hijo, y los demás, lo que han de proteger es ese binomio.** Información para el papá / familiar / amiga que te dice *no sé cómo ayudarte, el bebé solo quiere estar contigo*: pues *cuida a la mamá*, ya que esa es una forma indirecta de cuidar al niño. Ten paciencia contigo misma en este periodo y déjate querer, ya que este proceso se desarrolla mejor si recibes dulzura de tu entorno.

Una vez bien instaurada la lactancia, el instinto maternal ya estará bastante en marcha, y la madre pronto podrá guiar los periodos cortos en los que el niño puede estar en otros brazos. Incluso aunque tenga mil dudas a las que irá buscando respuesta (idealmente consultando a profesionales y fuentes fiables), poco a poco empezará a ir conociendo ella misma las reacciones de su hijo. Cuando mamá y bebé están preparados, esas otras manos (bien lavadas siempre) serán vividas como un alivio para la madre y como un estímulo positivo para el pequeño, permitiendo la vuelta a su madre si hay indicios de llanto, puesto que es una comunicación manifiesta de una necesidad, que en los inicios casi siempre será mejor cubierta por su mamá. Y mientras el bebé necesita tanto a su madre ¿qué pueden hacer los demás (pareja y otros visitantes ilusionados)? Pues darle sostén a ella, ya que, en ocasiones, si se empeñan en coger al bebé, puede que esto cree una tensión interna en la madre que ni ella misma entiende. Y además, cuando todos se van, el bebé queda algunas veces por un buen rato con alta irritabilidad por la hiperestimulación y se le alteran los horarios de descanso, lo que acaba conllevando más desasosiego. No pretendo decir que esto siempre sea así, cada familia observará y adaptará su caso, pero no quería dejar de contarlo porque comprenderlo puede ayudar a dar el acompañamiento adecuado al infante.

Se han descrito **las primeras 6-8 semanas de vida como *vida simbiótica*,** haciendo referencia a lo pegadito que ha de estar el bebé a la madre durante este periodo y los beneficios que esto tiene para ambos. Es bueno saberlo para planificar la vida respetando esta situación. Te estarás recuperando del parto a la vez que esto ocurre (de hecho, la propia lactancia ayudará a que el útero reduzca de nuevo su tamaño). Tu pareja y tú estaréis descubriendo lo que es de verdad ser padres mientras esto ya está pasando. Y es maravilloso, pero no tiene tregua, salvo las que te puedan dar tus apoyos. Organicemos esta situación desde el amor y el reconocimiento de las necesidades del bebé y la madre. Estar siempre pegado al bebé supone mucha entrega, pero también tiene muchos beneficios porque dinámicas como el contacto piel con piel y el colecho reducen mucho el llanto que se escucha en una casa.

¿Oportunidad o limitación?

El cuidado de un bebé conlleva una serie de circunstancias temporales que pueden ser vividas por la madre como oportunidad o como limitantes. Me refiero al condicionamiento de los hábitos pasando más tiempo en casa, reduciendo el nivel de exigencia en otras tareas (en cuanto al número de ellas a realizar o el grado de perfeccionismo con el que hacerlas), la necesidad de ralentizar tiempos, tener en cuenta la posibilidad de múltiples imprevistos en los planes, etc. **Todo ello irrumpe en nuestras vidas de forma brusca y se hace necesario un periodo de adaptación. Ese estrés inicial es signo del cambio que se está viviendo; acéptalo, porque dará frutos,** supone una activación necesaria para aprender a reaccionar ante la novedad que ha llegado para quedarse. Como tiene sentido biológico, no te culpes por sentirte un poco inquieta, todo se irá asentando, date tiempo. Todos los emprendimientos nuevos pueden resultar difíciles al principio. Estás iniciando la creación de habilidades que sentarán las bases de tus herramientas de crianza.

Pasado el shock inicial te verás en un aprendizaje continuo más progresivo. Ten en cuenta también que cómo vive cada una los inicios de la maternidad depende de muchos factores: el apoyo con el que se cuenta, la historia previa personal, las habilidades de afrontamiento, la adaptabilidad al cambio y las expectativas creadas. Por ejemplo, si aceptamos de antemano que especialmente los dos o tres primeros años de la vida del niño este será altamente dependiente de afecto y contacto, y que precisará mucho tiempo con mamá y papá, pues se podrá adaptar la vida para poder brindar ese cuidado velando por priorizar su descanso, nutrición y adecuada estimulación, y no se vivirá en lucha con esa realidad.

Puede que en los inicios te sientas removida, con una inquietud no resuelta que se mantiene presente. En estos momentos, los sanitarios que van atendiendo a madre e hijo hacen bien en tener trato tranquilizador y poner una mano en el hombro cuando sea necesario para transmitir que todo irá bien, así como el entorno de la madre; con frases positivas y alentadoras aportarán más que con exceso de consejos. Que te levanten el ánimo, te mimen y te hagan reír supone un alivio frente a las mil dudas que nos rondan la mente y nos empodera hacia la acción y la motivación en el cuidado. Ya lo dice la Psicología Positiva: **las emociones placenteras tienen múltiples efectos en nuestro organismo y ayudan a compensar en una base diaria los estímulos nocivos que crean las displacenteras.** La madre ha de sentir que ella encuentra la mejor manera de atender a su hijo y ella será la que pida opinión si le hace falta. Al principio se tienen muchas incertidumbres, y debemos informarnos, pero también irnos poco a poco fortaleciendo y sintiendo que nosotras decidimos.

Me he reído mucho con la autora Abigail Tucker en su libro *Genes maternos* cuando hace referencia a **esos días en los que todo sale catastróficamente mal, pero al menos sobrevive toda la familia, fenómeno que ella y su marido llaman el «alud parental»**. Coincido con ella en que estando acompañadas y con sentido del humor estas situaciones son menos dramáticas. En este periodo vital saber ver el lado divertido de las cosas te salvará de un ánimo destructivo que podría acarrear más dificultades, aunque a veces te sientas a bordo de una montaña rusa emocional con sensaciones cambiantes de un rato a otro.

¡SOS!

Si te sintieras en crisis, no es de extrañar, ya que así se ha descrito; de hecho, se reconocen varias crisis evolutivas en los tres primeros años de vida. Describen cambios comportamentales en el niño que conllevan la adaptación de los padres para un correcto acompañamiento. **El nacimiento es la primera gran revolución. Te dará tiempo a acomodarte a la situación antes de la siguiente, que será la alimentación complementaria sobre los seis meses, para seguir con el inicio del desplazamiento en torno a los nueve meses y la autoafirmación rondando los dieciocho meses de vida extrauterina**. La buena noticia es que cada vez la sensación de descontrol va en detrimento, porque, aunque sí supone adaptación, las siguientes «crisis» tras el nacimiento ocurren más progresivas y ya nos pillan con el cerebro materno totalmente activado, además de que la cría va siendo poco a poco menos vulnerable y va desarrollando más habilidades de relación.

Es útil conocer el impacto de las emociones en nuestro organismo y los procesos de regulación emocional, porque, en las épocas de estrés o de limitación de ciertas actividades adaptativas y equilibradoras, la gestión emocional puede verse dificultada. Ello puede provocar un aumento progresivo de desasosiego que se instala a vivir con nosotras, y si no lo miramos de cara, podemos caer en conductas compulsivas en relación con comida, consumo de pantallas, compras online, redes sociales, o lo que cada una tenga más a mano. A navegar por la montaña rusa de las emociones con un buen cinturón de seguridad nos lo enseña la inteligencia emocional, la cual forma parte del autoconocimiento, que vamos desarrollando a lo largo de la vida a base de reflexionar sobre nuestras actuaciones frente a situaciones complejas.

¿Sabías que no todo el estrés es malo? De hecho, los investigadores hablan de un fenómeno llamado **estrés positivo**, que se produce cuando sentimos presión para actuar de un modo que nos motiva sin abrumarnos ni desbordarnos. Puede inducirnos a estudiar mucho para un examen, a ser más productivos, o a rendir bien bajo presión. El estrés positivo puede movilizarnos e incluso vigorizarnos, empujándonos a realizar tareas que quizá de otro modo nos habrían sido imposibles. También está lo que se conoce como **estrés tolerable**, entendido como la presión que podemos soportar. Puede ser positiva y útil, o puede ser negativa y perjudicial, según el contexto; depende en gran medida de si la persona recibe el apoyo necesario para manejar ese estrés, y del tiempo que el individuo debe tolerar la presión. Cuando se pide a una persona que afronte algo que la supera, o que lo haga sin ayuda, o que lo aguante durante mucho tiempo, se produce lo que se denomina **estrés tóxico**, que puede ser perjudicial.

A través de la piel

El inicio de la maternidad trae mayor corporalidad a nuestro día a día, puesto que una gran parte de la relación con el bebé se hace a través de los sentidos del tacto y el olfato. Ello supone un estímulo de cambios fisiológicos tanto en la madre como en el niño y determina mensajes hormonales que influyen en la bioquímica cerebral y repercuten en la neuroplasticidad, creando nuevas conexiones entre neuronas. Por cambios neuroplásticos nos referimos a la facilitación de circuitos cerebrales que favorecen ciertos comportamientos adaptativos ante las necesidades del entorno. Este influjo recíproco prepara a la madre para la crianza entregada y en el lactante supone la estimulación necesaria para su desarrollo y crecimiento desde las sensaciones de saciedad, interacción cariñosa y protección. Es decir que oler, tocar, acariciar, sentir a tu bebé modifica el cerebro de madre y de hijo hacia la conexión mutua: en la madre estimula el cuidado, y en el lactante, el desarrollo madurativo y la conexión relacional.

En el cuidado del recién nacido, todos los consejos de intimidad y baja estimulación para cuidar un ambiente de protección y cariño, que fueron útiles para favorecer unos adecuados niveles de oxitocina durante el parto, siguen vigentes para ayudar en la instauración de la lactancia y el buen inicio de la vinculación madre-hijo. El otro progenitor también está invitado a participar de esta relación somática y sensorial a través del contacto piel a piel con ambos, tanto con la madre como con el bebé. Dicho acercamiento propicia que madre y bebé se sientan arropados y él o ella transite también su vinculación física y emocional.

Se crea aquí además un círculo que puede ser vicioso o virtuoso. Quiero decir con esto que todo lo que va saliendo bien va favoreciendo el siguiente éxito, mientras que los desencuentros con la situación, si no se resuelven a tiempo, pueden fomentar una actitud de la madre menos empoderada para seguir haciendo frente a los siguientes bellos desafíos.

La madre no solo conecta corporalmente con su hijo, también vive en esta etapa una gran vinculación somática consigo misma. En ocasiones esta reconciliación nos pilla habiéndonos desconectado previamente de nosotras por el ritmo de vida, los objetivos laborales o el rápido y productivo devenir de muchos caminos vitales. Una vez superada la parte más ingrata en la que hay dolor, fluidos, cambios corporales no vistos como favorables, etc., se puede aprovechar esta nueva mirada a lo corporal para sentirse cómoda en una misma y vinculada a lo sensorial. Y si la pareja sabe acompañar esta transformación y comunicarse con la madre aprovechando todos los sentidos, la relación se verá menos resentida e incluso reforzada.

Como se deduce de lo anterior, la emocionalidad de la madre no está aislada de todo este mecanismo transformador y se verá fuertemente influida por la nueva situación. Y, por ende, impactará en el tono afectivo del bebé, ya que **existe un contagio emocional madre-bebé que se inicia en el embarazo y continúa en los primeros meses y años de vida. Por lo que buscar un estado alegre en la madre nunca será desatender al bebé, sino que ello repercutirá directamente en la salud del pequeño.**

Y estos cuidados físicos a tu chiquitín ya le van confortando también emocionalmente y desde el principio están favoreciendo que la casi mágica neuroplasticidad cerebral le permita crear conexiones en relación con sus interacciones contigo, que le van a guiar en la intuición sobre qué esperar de los demás. Empieza tu influencia sobre su personalidad. Y aunque esto es verdad, no te presiones, el camino es largo y saldrá bien, solo has de intentar equilibrar un poco la balanza de cada día hacia tu bienestar, que redunda, sin duda, en el suyo. **Trabajad en equipo en familia para lograr un nido acogedor para todos.**

No hay segunda vez sin pasar por la primera

¿Has tenido alguna vez la sensación de torpeza al hacer por primera vez una tarea? ¿Y tras seguir practicando has ido sintiéndote con más soltura hasta que incluso llegas a sentir que lo dominas? **Con la maternidad nos tenemos que dar tiempo para crear nuevos hábitos y no torturarnos si no lo dominamos todo desde el principio** (créeme, no será así, es mejor no esperarlo). De hecho, son un montón de nuevas costumbres de golpe y que seguirán teniendo que ser renovadas periódicamente, ¡bienvenida a la yincana de la maternidad! Pero ten por seguro que muy pronto lo harás suficientemente bien y lo verás como cotidiano. No lo dudes. Simplemente maneja las expectativas para que no te jueguen malas pasadas, toca soltar un poco el control y permitirte flexibilidad de reacción (incluso aunque sea uno de los momentos de tu vida en los que más controlado te hubiera gustado tenerlo todo, resulta que esto no funciona así, nos irá mejor si lo aceptamos). **Una madre acaba siendo la mejor experta en su hijo, pero no ocurre de forma automática ni del todo espontánea, es un proceso de aprendizaje.** Me gusta la metáfora que utiliza el psicólogo Tomás Navarro sobre el descenso de los ríos, en la que habla de lo agotado que acaba uno si se empeña en luchar contra las corrientes en lugar de observar el río y aprender a aprovecharlas. Puede que desde que nació tu pequeño sientas que siempre hay algo fuera de tu dominio; créeme, te adaptarás a esa sensación, no luches contra ello. Fdo.: MAMÁ IMPROVISACIÓN.

Traigo también a colación el símil aportado por Conaboy en su libro *Mother Brain*, en el que compara el proceso de hacerse madre y padre con aprender a tocar un instrumento musical, por el efecto acumulativo y por las habilidades comunes que ambas empresas requieren: gran atención, interpretación de pistas no verbales, alta capacidad de toma de decisiones, intenso control del movimiento corporal, sincronización con el otro, contagio emocional, por lo que el resultado que llega al espectador es fruto del tiempo de práctica en progresivo cambio. **Podemos tener el deseo inicial, cierta predisposición, incluso formación teórica, pero adquirir la destreza será un proceso que disfrutaremos más a medida que automaticemos algunos actos, reduzcamos dudas y confiemos en nuestra propia capacidad.** También podemos compararlo en esta misma línea con sacarse el carnet de conducir, a lo que finalmente sentimos que aprendemos precisamente conduciendo en los meses siguientes a sacarnos el carnet de coche. Y los retos subsiguientes de la crianza podrían asemejarse a intentar pilotar otro tipo de vehículo (moto, camión o a veces incluso una avioneta) con todos sus desafíos y sensaciones acompañantes.

Si estás leyendo todo esto antes de que haya nacido tu hijo, enhorabuena, porque toda reflexión previa te ayudará en las dificultades futuras y te permitirá afianzarte en el disfrute del acompañamiento de su desarrollo y la creación de vuestra relación. Y si ya ha nacido, también será enormemente útil, ya que seguramente tu entendimiento de esta información será más profundo al verlo desde tu experiencia. En caso de que algún dato te duela un poco por sentir que algunas cosas no las sabías desde el principio, quiero tranquilizarte al respecto: una acompaña a su hijo lo mejor que sabe con la información, energía, apoyo y alegría que tiene. Estoy segura de que le diste lo mejor que tenías en ese instante, y eso forma parte del proceso de aprendizaje. De los cuidados con los que no acertamos acabamos sacando claves sobre cómo es nuestro hijo y nuestra relación con él, y eso es como un máster de crianza práctica personalizada, querida. También te doy una buena noticia: **la neuroplasticidad (tuya y de tu hijo) sigue funcionando, puedes reparar,** y si hay algo que no le diste (por desconocimiento, por influencia del entorno, etc.) que le quieras dar ahora (adecuado a su edad, necesidades y preferencias actuales), date el gusto de vivirlo, no te quedes con la espinita. Quiérele desde su singularidad, refuerza vuestra relación desde el vínculo sano. Y, por descontado, te prepara cada vez mejor para una posible siguiente maternidad en la que conocerías a otra pequeña personita a la que seguro podrás entender desde antes gracias a tu experiencia y aprendizaje. Y no solo al nuevo miembro, también tendrás más herramientas para acompañar al que se transforma en hermano mayor, así como a ti misma, que te transformas en madre de dos.

EL AUTOCUIDADO

Mamá cuidada, bebé sano

- Cuidándote ya le estás cuidando.
- Contagio emocional bebé-mamá.
- El poder del autocuidado y apoyo.
- La importancia de los hábitos y rutinas saludables: somos lo que comemos.
- La coherencia fisiológica nos sincroniza.

Esos momentos mágicos en los que te entregas al cuidado de tu bebé desde el propio disfrute, sin querer estar en otro lado, sin dudar sobre cómo actuar, simplemente guiada por el cariño, estando presente y disfrutando, esos son LOS MOMENTOS que suman, compensan y aportan. Instantes que forjan una relación segura madre-hijo y que según la teoría del apego (de la que hablaremos mucho en próximas páginas) ayudan a conformar los esquemas cerebrales necesarios para las interacciones sociales futuras de la pequeña persona en desarrollo. Además, son fuente de alegría, le devuelven energía a la, muchas veces, cansada madre al ver las manifestaciones de regocijo reflejadas en la cara del pequeño, irradiando amor. Dichos deleites compensan otras ocasiones de pesar que también estarán presentes y van ayudando a navegar en el proceso transformador que supone la maternidad. Cuando esos ratitos se viven en compañía de tus personas queridas, participando ellos activamente del cuidado de la mamá y del bebé, entonces la felicidad se multiplica. Busquemos, por tanto, esos instantes que alimentan el alma en el día a día, para que supongan un soplo de aire fresco que alivie cansancio, dudas, agobios y preocupaciones.

Para que la estimulación recíproca mamá-bebé sea posible y más fácil, **la madre también ha de ser cuidada y atendida por su pareja y entorno, principalmente en las primeras etapas de la crianza, donde madre y bebé son más vulnerables** y se está formando la relación de apego. Si en todos los hogares se protegiera adecuadamente esta situación de nido y cuidado, estaríamos poniendo los cimientos de generaciones con potencialidad hacia la salud mental y el mejor desarrollo de las propias capacidades.

Mamá contenta, bebé feliz

Si estás leyendo este texto, probablemente seas una madre interesada en tener información sobre cuidar de la mejor manera a tu hijo. Pues bien, quiero que sepas que lo más importante de todo lo que has de tener en cuenta es que TU HIJO ESTARÁ BIEN SI LO ESTÁS TÚ, ya que el nivel de contagio emocional es potente, directo, inmediato y tan intenso que estará por encima de cualquier mensaje verbal o buena intención basada en la mejor de las formaciones para madres. **Si tú estás atendida emocionalmente por ti misma y por tu entorno, seguramente tendrás la fortaleza de sostener las emociones displacenteras de tu pequeño y darle el consuelo que necesita, así como favorecerle sensaciones gozosas desde el cariño, el cuidado, la protección y el regocijo.** Ya durante la gestación, sentirse en buena compañía baja la presión sanguínea y mejora el funcionamiento de la placenta. Se asocia también tener apoyo social con menores tasas de cesárea y mayor probabilidad de lactancia materna. Sentirse sola no es un buen estímulo para el instinto maternal, más bien lo apaga.

Toda acción de ayuda a la maternidad, antes y después de nacido el hijo, redunda en una mejor salud y capacidad de la madre para cuidar al niño, lo que sentará las bases de la salud física, mental y afectiva del pequeño. Por ello, si la sociedad cuida a las madres, estará apoyando a sus próximas generaciones. Esta **relación madre-sociedad** ha de ser atendida y tenerse en cuenta valorando la repercusión de medidas protectoras, como se demostró en un análisis sueco que relacionó el aumento de treinta días adicionales en el permiso de paternidad con la bajada de un 26 % del volumen de ansiolíticos prescritos a las madres recientes. Qué curioso, ¿no? Tener más al padre en casa redujo la sensación de carga percibida por las madres.

Sabiendo lo importante que es para el bebé que su mamá esté sana física y emocionalmente, el entorno familiar sabrá que cuidándola a ella están atendiendo al niño. He aquí un papel fundamental de la pareja, ese otro adulto con el que poder hablar, con el que compartir responsabilidades y junto al cual se está aprendiendo poco a poco la mejor manera de responder en esta aventura de la paternidad. Y, por supuesto, las abuelas y los abuelos. La madre de la madre generalmente está en una posición de poder brindar cuidados a su hija y a su nieto o nieta desde una visión más tranquila y menos agobiada. Es un arte aportar este apoyo en la medida que la nueva madre necesita, estando de soporte sin sustituir ni quitar el propio espacio. Todos los elementos de esta ecuación están aprendiendo una forma nueva de relación, por lo que seamos pacientes y estemos dispuestos a modificarnos progresivamente en este transformador proceso, en el que nos formamos a partir de nuestros fallos y aciertos.

Los demás familiares (el papá, los abuelos, etc.) son esenciales para compensar los momentos de cansancio de la madre, cuidándola y relevándola cuando estén en situación de mayor fortaleza para que ella pueda retomar ese contagio emocional con el bebé desde la tranquilidad y la calma. Estas emociones transmiten protección y ayudarán en las dificultades de descanso y alimentación que puedan existir, ya que reducen estrés y desasosiego. Muchas veces, las abuelas son ese remanso de paz que el bebé encuentra mientras todavía su mamá y su papá están intentando adaptarse a la situación. ¿Estarán las abuelas reactivando su área preóptica medial hipotalámica al nacer su primer nieto? Todo es un proceso, y por el modelado de las personas que mejor saben mantener el temple, se va consiguiendo un ambiente tranquilo para conformar el nido que precisa la nueva personita.

Es importante saber que el contagio emocional se da también de forma mutua entre los adultos que conviven, aunque estos ya tengan más estrategias cognitivas que el bebé. Más que entrar en discusiones de cómo realizar los cuidados, en este mundo tan mental en el que vivimos, los hogares se beneficiarían más si atendemos a la calidez y bondad de las relaciones interpersonales que envuelven el trato al niño. Si le tuviera que dar un solo consejo al papá primerizo, sería este: no discutas con la mami durante los despertares nocturnos. En ese momento, resolución, acompañamiento y cariño, si hay discrepancias ya se hablarán al día siguiente con calma y menor nivel de sueño y frustración. Es verdad que cada persona es de una manera, está en un momento vital particular y las relaciones personales tienen cierta trayectoria previa, pero desde luego **las hormonas de la madre la llevarán a esta búsqueda del nido protector, y cuando mejor le saldrá será cuando los otros eslabones de la cadena relacional familiar la acompañen en ese mismo sentido.**

De todos es sabido que muchos aspectos del cuidado del bebé son esenciales para su desarrollo, como la alimentación y el sueño. Es por ello por lo que los padres primerizos se esfuerzan en encontrar las mejores rutinas e ir desarrollando habilidades para acompañar adecuadamente a su hijo en estos asuntos. Las emociones del bebé también han demostrado ser relevantes en su correcta maduración. ¿Y cómo trabajamos ese aspecto? Cuidando la parte emocional de la madre y permitiendo la vinculación saludable entre ambos. Muchas de las dificultades en el cuidado van unidas a agobio, preocupación, duda, culpa, cansancio, desasosiego, etc., emociones por un lado inevitables, pero, por otro lado, con necesidad de aprender a gestionarlas para que no compliquen la propia solución de la cuestión.

Fíjate si importa cómo tú te sientes, que hasta el acto de cortarle las uñas a tu pequeño (por poner un ejemplo) se dará de una manera o de otra según si te enfrentas a ello con calma, alegría, sentido del humor y creatividad, o por el contrario lo afrontas con prisa, tensión, desesperanza, resignación y pesimismo. Una vez entendido esto, no me empeño en cortarle las uñas en los momentos en los que la energía no está fluyendo en el sentido adecuado. Otra cosa que también me ha ayudado mucho en la fase de autodeterminación de mi hija es quitarle importancia: ¿que no se quiere vestir? Pues le pongo lo mínimo y las demás prendas se las coloco al bajarla del coche, ya con otro ánimo ella y yo, y resulta, oye, que en ese caso ya encuentro menos resistencia y le valen mejor mis argumentos. Y esto funciona si no te sientes mal por ello, normalizo que a veces se viste a trozos y ya está. Y no pienso que esto va a ser siempre así, es una época, madurará y cada vez colaborará mejor si yo no me meto en absurdas luchas de poder con ella, que nos desgastan a ambas. Los ejemplos de este tipo se multiplican a partir del año y medio, cuando los niños empiezan a decir que no cada vez más a menudo. Cada una tiene su estilo educativo, y su nivel de permisividad, pero llevar sonrisas y sentido del humor a montones en la mochila en esta época ¡nos vendrá a todas muy bien! Fdo.: MAMÁ PAYASA.

Compartiendo bichitos

Hay muchos otros ámbitos en los que el cuidado de la mamá redunda directamente en beneficio para el bebé. Por ejemplo, cuanto más saludables sean los hábitos de la madre, mejor microbiota le transmitirá a su pequeño, compartiendo así un similar ecosistema de microorganismos. Estamos hablando del conjunto de microorganismos (bacterias, virus, hongos y otros microbios) que viven en diferentes partes del cuerpo humano, como el intestino, la piel, la boca y otras áreas, los cuales coexisten de manera simbiótica con nosotros. Madre e hijo comparten microorganismos empezando desde el paso por el canal del parto y continuando por la lactancia materna. Ayuda a ello también el colecho y, por supuesto, el contacto piel con piel. Y esto no es baladí, ya que los últimos estudios apuntan hacia una repercusión relevante en la salud física y emocional a lo largo de la vida. Sí, señora, los «bichitos» que viven en nuestro intestino modifican nuestro bienestar y pueden acabar influyendo en procesos relacionados con la resistencia al estrés y el aprendizaje. De hecho, hay evidencia de la relación entre la dieta de la madre durante el embarazo y la salud mental de los hijos. Lo cual me lleva a la misma idea: cuidándote a ti le estás cuidando a él; más allá de cuidarte para cuidar, es una relación directa: CUIDÁNDOTE, YA LE ESTÁS CUIDANDO. Aparte de que te sentirás mejor, podrás responder con más acierto desde ese punto a sus necesidades y además serás su ejemplo. Y esto es extensible a toda la familia: si todos los miembros tienen hábitos saludables, conformarán un nido de desarrollo óptimo. Y no hablo de unas normas rígidas sin excepciones, sino de una forma de vivir respetuosa con el bienestar de la persona desde la conciencia de lo que beneficia a nuestro organismo y nos sienta bien.

La influencia que el intestino ejerce sore el cerebro afecta a los sistemas de memoria, aprendizaje y estado de ánimo. ¿Qué factores de nuestro estilo de vida podemos cuidar para mantener una microbiota sana? La dieta, los niveles de estrés, el consumo de tóxicos, la ingesta excesiva de medicación y las relaciones sociales cercanas con las que llegamos a compartir microorganismos.

La dieta no saludable en la infancia (carnes procesadas, cereales refinados, bebidas azucaradas, aperitivos salados…) se ha relacionado con problemas de autogestión emocional y dificultades en las relaciones sociales, frente a una alimentación saludable (alto consumo de verduras, frutas, cereales ricos en fibra y aceites vegetales). Y, amigas, esta alimentación sana empieza desde el embarazo y debería abarcar a toda la familia. Sin presión (permitiendo excepciones) pero con conciencia. Además, generalmente cuando comemos mejor tenemos más energía y más ganas de hacer ejercicio, y viceversa, cuando retomamos el ejercicio tenemos mejor ánimo para comer de manera más saludable.

Somos lo que comemos. Te pongo dos ejemplos muy dispares de esto, en los que se pone de manifiesto a través del color: el pigmento *amarillo indio* se obtenía tradicionalmente de una laca de ácido euxántico que se hacía calentando la orina de vacas alimentadas con hojas de mango; lo que me recuerda una ocasión en la que estaba donando plasma sanguíneo en el centro de transfusiones y me comentó el enfermero: «¿Qué has comido que tu plasma se ve amarillo fosforito?». Me quedé muy sorprendida, pero al hacer esfuerzo por encontrar la causa, ¡justamente había desayunado kiwi amarillo!

¿QUÉ TE HACE SENTIR CUIDADA?

¿Y cómo se cuida a una madre? Hay tantas respuestas como mujeres. Pero sí que es verdad que a diario debería haber al menos una pequeña cosa que la haga sentirse amada, por sí misma, su pareja u otra persona cercana.

En cuanto a lo que puedes hacer por ti misma, cuando no hay tiempo o posibilidad de más, hay actos muy sencillos que nos acercan al bienestar, según nos muestran las Neurociencias, como puede ser concentrarte unos minutos en tu propia respiración o meditar. Mientras llega el momento de recuperar el ejercicio físico más intenso, también puedes ir preparando tu cuerpo mediante ejercicios de Kegel en el postparto (aunque tu único momento disponible para ello parezca ser mientras das el pecho…), y complementar con hipopresivos abdominales.

En la reclusión inicial de la crianza algunas mujeres tienden a pasar más tiempo del que les gustaría en redes sociales, casi por inercia. Si te está pasando esto y ya te pesa un poco, busca alternativas que te sienten mejor como escuchar un audiolibro o un pódcast si ya lo de leer te está pareciendo imposible, o quizá tener libros en e-book en el móvil para nutrirte mejor con la información que recibes. Salir a pasear y reconectar con la naturaleza, con el apoyo adecuado para atender al bebé (ya sea porque lo lleves contigo o porque lo dejes en casa un rato) puede ser también una buena forma de alimentar el confort interno. Y, por supuesto, las caricias y mimos espontáneos de la pareja pueden resultar más que curativos en estas circunstancias.

Si al leer estas líneas has pensado: «¿Ejercicio físico? ¡No veo en el horizonte el momento de retomarlo!», te doy datos sobre un estudio de la Universidad McMaster de Canadá que concluye que **hacer breves secuencias de ejercicios a lo largo del día puede ser tan beneficioso para la salud física y mental (emocional y cognitiva) como una sesión de 50 minutos al día**. ¡Hay esperanza! Ajustar nuestras expectativas y tomárnoslo con humor nos ayudará a verlo con un prisma más optimista: ¿no puedo sacar tiempo para una hora de spinning?, pues hago 10 sentadillas cuando paso por el pasillo; ¿no puedo incorporarme aún a la clase de pilates?, haré una plancha lateral de 30 segundos para cada lado mientras mi bebé juega en su alfombrita (eso sí, ten cuidado de no clavarte justo el cubito de madera maciza que decidiste regalarle para que tuviera menos juguetes de plástico… ¿También a ti te ha pasado?). En definitiva, es buscar actividades que movilicen tu energía y ayuden a que las emociones fluyan. Y si esto de ir haciendo ejercicios por la casa te ha dado más risa que otra cosa, busca lo que a ti te motive, en mi caso, empezar a llevar a mi hija de un año a su cole en la sillita que he instalado en la bici me ha supuesto un chute de alegría y vitalidad. Además, si el ejercicio físico cuida la salud y también mejora la emocionalidad y la cognición, casi puedes verlo como la convalidación de un sudoku y una sesión de psicoterapia, y así sentirás que te ha cundido más el tiempo.

Tengo una buena noticia adicional: estos minutos dedicados a sentirte mejor te ayudan a cosas insospechadas inicialmente. La doctora Castellanos, divulgadora científica, muestra resultados en sus estudios que hablan de que **el simple hecho de dedicar tiempo a diario a tomar conciencia de nuestra respiración nasal supone una reorganización de áreas cerebrales involucradas en la atención, la memoria, la expresión de emociones, la conciencia de la propia identidad y el bienestar**. Así que ya sabes, mientras camines por el campo, des el pecho o hagas tus ejercicios hipopresivos, enfócate un poquito en la respiración y llévate este beneficio añadido. Castellanos asegura que cultivar hábitos que desplieguen estados corporales que el cerebro asocie como positivos es atender también la salud mental.

El entrenamiento de la meditación (focalizando la atención en la respiración) favorece el aumento de la variabilidad de la frecuencia cardiaca, parámetro que ha relacionado la ciencia con mejoras en la salud, la alegría, flexibilidad cognitiva y regulación emocional. Todos ellos, curiosamente, elementos muy útiles para la crianza. Y, si alguna vez habías estado interesada en la meditación, pero no habías llegado a sacar tiempo, quizá la maternidad, con los tiempos de espera y acompañamiento que conlleva, te ponga en situaciones en las que, al menos durante unos minutos, puedas empezar a disfrutar de ella.

De estos mismos experimentos se deduce que **el alineamiento que ocurre de la actividad neuronal cuando inspiramos por la nariz ayuda al recuerdo de ese instante**. Por lo que, mamás y papás, ante esos momentos íntimos con vuestro bebé en los que os sentís plenamente conectados, aprovechad para saborearlos con una larga inspiración consciente que os ayude a fijarlos en vuestra memoria vital.

El yoga es una disciplina que también quiero nombrar, por si alguna madre consigue hacerle hueco en su semana, ya

que combina atención a la respiración con foco en la postura y ayuda a la introspección emocional, hasta tal punto que se utiliza incluso para sanar a personas que sufren trastorno de estrés postraumático. Existen programas de *yoga con tu bebé* si no puedes dejarlo con alguien. Hay quien consigue hacer un pseudoyoga en casa mediante vídeos de YouTube, con su peque participando a su manera.

Habituarse al entrenamiento de la atención y la respiración puede ser útil también durante los desvelos nocturnos, ya que en ocasiones atender al bebé nos deja a nosotras con dificultades para retomar el sueño, lo cual podría conllevar mayor cansancio, ansiedad y peor reserva energética para afrontar el siguiente día. La desolación consecuente contribuye a empeorar el círculo vicioso, ya que desde la vivencia de la emoción desadaptativa seremos víctimas de un sesgo de pensamiento negativo que afectará a la interpretación de las percepciones, a nuestras conclusiones y decisiones. Así que **tener hábito de uso de técnicas de respiración nos puede ayudar a desconectar nuestro cerebro superior conectando con el inferior, atendiendo a la corporalidad.** Y cuanta más conciencia tengamos de ello, más lo aplicaremos también con nuestro hijo; por ejemplo, si se despierta, pero sabemos que tiene sueño, intentaremos no hablarle mucho, no encender luces blancas, no hacer grandes ruidos y acompañarle desde las sensaciones físicas a la conciliación del sueño de nuevo. Y qué importante puede llegar a ser esto, porque claro, si el bebé descansa mal, estará irritable al día siguiente, por lo que será más exigente su cuidado, y esto recaerá en una madre que también habrá descansado mal y por tanto le costará más tener paciencia y ser empática o simplemente estar calmada. El sostén apropiado de otro adulto ayudará a alejarnos menos del círculo virtuoso de cuidado y no caer de nuevo en un círculo vicioso no deseable.

Pero, si te ves sin esa ayuda, respira hondo y recuérdate que *eso también pasará*. **Las emociones y el cansancio son temporales, hay que atenderlos, pero con cuidado de que no nos condi-**

cionen en exceso el pensamiento. Evita generalizaciones en tu autodiálogo, frases despectivas hacia ti misma o la situación, así como sesgos cognitivos guiados por la desesperanza del momento que te lleven a atribuir a tu carga las propiedades de insoportable, incorregible, incontrolable, eterna, imparable, etc. (Profundizaré en esto en el capítulo titulado *¿Cómo te hablas a ti misma?*).

Como criar a un recién nacido y un lactante de pocos meses es un proceso de aprendizaje, resulta que las preocupaciones más frecuentes suelen modificarse en pocos días. Hay que ocuparse de ello, pero desde la prudencia emocional, ya que necesitamos cierto temple para que esa misma situación se vaya minimizando. Me gusta el dicho: *Nunca se come tan caliente como se guisa,* que hace referencia a que los problemas siempre parecen mayores en nuestra mente, y saberlo nos permitirá reducir en algún grado el agobio, el cual no es buen consejero para encontrar soluciones.

¿Conoces el poder de tu postura? Te lo cuento para que veas que hasta tu forma de sentarte y andar puede sumar o restar a tu autocuidado. Ya hay estudios que hablan de que al adoptar posturas expansivas y abiertas nos sentimos mejor y más eficaces, más poderosos y asertivos, menos estresados y ansiosos, así como más felices y optimistas. ¿Y tú? ¿Con qué postura te enfrentas a las situaciones que te importan?

Otra forma de autocuidado es sentir que controlamos un poco nuestro tiempo o que hemos reservado un hueco para hacer algo que nos llena o motiva especialmente. Y aunque esto a muchas al principio les pueda sonar a utopía, **llega un día que optimizas los momentos y el lapso que tienes te cunde especialmente.** Si no fuera así, yo no podría haber escrito este libro. Y es que antes de ser madre, yo me proponía una serie de tareas y muchas veces las hacía a costa de mi tiempo libre, pero ahora es el tiempo de vida de mi hija, por lo que no es negociable: cuando ella está en casa, lo que no ha dado tiempo se queda para el día siguiente, y aunque esto al principio me agobiaba, ahora lo acepto y le veo el lado bueno, el rato que tengo lo aprovecho más. **La maternidad también puede ser entendida como una invitación a vivir en *mindfulness* (atención plena o consciencia plena), es decir, cuando estoy con mi hija, estoy con mi hija, cuando estoy en una actividad aparte, estoy en eso.** Y aunque el día está lleno de momentos mixtos, para mí los más felices y satisfactorios son aquellos en los que estoy plenamente en lo que estoy. Parcelar la jornada y ralentizar ritmos al más puro *slow movement* me da mucha paz y me permite adaptarme a las necesidades de mi familia. Aunque claro, esto fluye mejor cuando se tiene apoyo y también se cuenta con tiempos propios, pero igualmente, dentro de las circunstancias de cada una, si te permites momentos plenos, notarás que te nutren interiormente. Y en esto de tener tiempo entra el factor de la escuela infantil / cuidadora / madre de día o la opción de atención al niño que se escoja en cada casa, cuya transición inicial debe ser cuidada, pero que, realizado de forma respetuosa, puede ser un ambiente de protección y estímulo para el niño, además de permitir a la madre recuperar su faceta trabajadora y de mujer independiente.

¿Tienes la sensación de que no duermes más de 10 minutos seguidos? Te doy un dato científico por si te sirve de consuelo. Investigadores australianos han medido el efecto que tienen las siestas cortas sobre el cerebro y las funciones cognitivas, y resulta que acaban recomendando **la siesta de siete minutos como la más beneficiosa y potenciadora de las capacidades intelectuales.**

Nombro **otra forma de autocuidado por si le encaja a alguna madre: escribir un diario.** P. Perry lo recomienda para la conexión con nuestras propias emociones: el releerlo con un poco de perspectiva nos aportará una herramienta de autoconocimiento bien intensa, y si escribimos sin filtro, nos permitirá ver la evolución de nuestra visión de la maternidad y el reflejo de nuestro autodiálogo. Hay estudios que asocian la escritura emocional con la longevidad y la salud. Puede que alguna madre crea que no tendrá tiempo o que su bebé le arrancará las hojas, no es una estrategia para todo el mundo, pero si te resuena, empieza por ejemplo registrando un pensamiento o una emoción al día, aunque sea en el móvil, quizá en esos momentos en los que estamos «atrapadas» en el sillón dando el pecho. Porque es verdad que dar teta es un momento de conexión con nuestro hijo, pero muchas sabéis que acabamos dedicando horas al día a ello, por lo que parte de ese tiempo puede ser compatibilizado con actividades sedentarias como la lectura, por ejemplo. Yo no he escrito diario, pero la redacción de este libro me ha atrapado emocionalmente de una forma similar, devolviéndome un ímpetu que había dejado relegado por un tiempo.

Tengo además datos a favor del baile. Puede que estés pensando que no es tu mejor momento para apuntarte a bailes de salón, pero poner música en casa y dejarse llevar sí que será posible. El coreógrafo Gelabert decía que *bailar es habitar el cuerpo*. Y parece que un cuerpo habitado se mantiene mejor. Ya hay estudios que encuentran beneficios cognitivos por danzar de forma habitual hasta en personas de más de setenta años, franja de la vida en la que el potencial plástico es menor, pero sigue existiendo. Se han demostrado mejorías, derivadas de esta placentera actividad, en atención, memoria, capacidad verbal y concentración.

Después de hablar de los cambios neuroplásticos del cerebro de la madre en este manuscrito, añado que muchas de las formas de autocuidado que estoy nombrando pueden ser consideradas formas de neuroplasticidad autodirigida. Incluso las que lleves a cabo a ratitos mientras das el pecho, como el *mindfulness*, la meditación y otros modos de atención concentrada e introspección. Es decir que realizadas de forma consistente, crearán cambios cerebrales saludables.

Tú también cuentas

Si no inviertes tiempo en tu bienestar (aunque sea mínimo), tendrás que dedicarlo a tu malestar. Y si esto es cierto para toda la vida, en la primera etapa de la maternidad especialmente, no estamos hablando solo de tu serenidad, sino también de la de tu hijo. Ahora bien, hay madres que llevan bien lo de dejar al bebé con un familiar y tomarse ellas su tiempo, pero hay otras que en los inicios viven mal esta retirada. Recuerdo la anécdota de la perrita de un familiar que unos días después de tener cachorros vio cómo su dueño se preparaba para salir a correr al campo, actividad que siempre le había encantado, y dejándose llevar por la alegría se dispuso a acompañarle, pero tras alejarse unos metros de la casa, algo en su interior la avisó de que aquello no cuadraba y se paró en seco, avisando a su dueño mediante ladridos de que ella debía estar con su camada. Fue imposible convencerla, la dedicada madre se dio la vuelta abandonando el que hasta entonces había sido su plan preferido y volvió con sus cachorros. Si te sientes representada, no hay problema, pero ello no te exime del autocuidado; busca actividades nutritivas que puedas llevar a cabo en presencia de tu pequeño. A mí me ha valido salir a correr con el carrito, hacer senderismo con mi pequeña en la mochila, y ahora llevarla de paseo en la sillita de la bicicleta. Aunque también he de admitir que he tenido periodos en los que no veía la manera de introducir el ejercicio con todas las consecuencias positivas para la salud física, mental y emocional que conlleva, y eso me pesaba. Cada una ha de buscar lo que más encaja con sus circunstancias y gustos.

¿Hasta qué punto te sientes a salvo en tu propia vida? En tus relaciones, ¿cuentas con personas que te ayudan con regularidad a sentirte segura, vista y consolada? Y sea como sea, ¿qué tal se te da proporcionarte a ti misma esa sensación de seguridad? Aprovecha la nueva mirada que te da la maternidad para darte por fin lo que te hace falta. El autocuidado empieza por pequeñas decisiones diarias donde digo «no» a dedicar mi tiempo a actividades que me dañan, me restan o me desempoderan frente a otras que me llenan, me dan energía, me consuelan y me refuerzan, desde la más profunda conexión con mis necesidades (como conectado está un niño consigo mismo).

Date tiempo para sentirte cómoda en el cuidado. Las acciones que pongas en marcha en ese tiempo y las decisiones que tomes harán la magia, en el sentido de que te permitirán sentirte más ducha y adaptada. La maternidad será una preparación constante para consecuentes retos. Para cubrir las necesidades de tu bebé confía en tu capacidad de observación. Y para recuperar actividades saludables para ti permítete usar el progresivo y eficiente método japonés Kaizen, que propone el avance a través de pequeños pasos, tan minúsculos como sea preciso, para no notar la propia resistencia. Por ejemplo, quiero retomar el ejercicio físico y no consigo sacar tiempo ni ganas ni para ponerme el chándal porque el cansancio y mis propias expectativas de posibles interrupciones y falta de éxito me frenan; pues, eligiendo un paso diminuto, podría empezar por un intento de sesión de yoga en casa, en pijama, y con el bebé por medio. Por supuesto, haré poco, pero ya será más que nada, y el hecho de tener la esterilla en una esquina del salón me recordará volver a intentarlo cada día. Este pequeño paso ya puede suponerme un cambio de actitud para ser capaz del siguiente ínfimo peldaño en el proceso. Te animo a probarlo. Para ello hay que bajar las expectativas iniciales y flexibilizar los tiempos, lo que paradójicamente acaba facilitando el proceso.

¿Por qué insisto tanto en que la mamá esté contenta al menos varias veces al día? Porque ya hay estudios que ponen de manifiesto los siguientes efectos de las emociones agradables: contribuyen al optimismo y a la sensación de bienestar; compensan las emociones desadaptativas; mejoran los procesos cognitivos; aumentan la creatividad; favorecen las relaciones sociales; protegen del estrés, y ¡reducen el acortamiento de los telómeros de nuestros cromosomas!, es decir, aumentan la longevidad.

Retomemos la paz y la alegría todas las veces que nos haga falta para favorecer la espiral virtuosa que nos presente un camino más optimista que hará que todo salga de forma natural. Pero obviamente no estaremos contentas las 24 horas, así que **busquemos autocuidado y apoyo para explorar la maternidad con se-**

renidad, armonía, plenitud, IMPERFECCIÓN, alegría y, en definitiva, amor.

Situaciones difíciles

Las madres que estén pasando por dificultades vitales extra (problemas económicos, divorcio, enfermedad...) tendrán más complicado el autocuidado, pero más relevante se vuelve en su caso mantener al menos un mínimo de ello. Recurro de nuevo a la etología para apoyar esta reflexión, pues se hizo un estudio en el que se presentó alternancia diaria al azar de carretillas llenas de comida y vacías a madres mono, las cuales desarrollaron conductas de estrés e hipervigilancia ante la perspectiva de escasez de alimentos que les suponía esta situación de exigencia variable de búsqueda de comida. Llegaron al punto de disminuir los cuidados y dejar de acariciar a sus crías. Esta desatención afectiva se tradujo en acortamiento de los telómeros (extremos de los cromosomas) en las células de las crías (asociado con estrés y envejecimiento prematuro). Estas madres mono realmente no sufrían desnutrición, pero elevaron sus niveles de cortisol (hormona del estrés) un 25 %. Me uno a la conclusión de Tucker de que «a lo que más debería temerle la madre mamífera es al propio miedo», como ya adelantó Epicteto, filósofo estoico griego. Y, de nuevo, salvando las distancias entre humanos y animales, si tú, lectora, estás viviendo una situación complicada, arrópate si te es posible de las personas que puedan ayudarte a reducir el miedo que tanto te entorpecerá la crianza, y poco a poco, sé tú misma tu propia protectora y, por ende, de tu hijo.

He de nombrar también la situación especial de aquellas madres que estén criando solas, ya sea por elección propia o por circunstancias de la vida. O aquellas que sí tengan pareja y familiares, pero que estos no estén muy disponibles. El autocuidado se hará más difícil, así como el conseguir ayuda cuando se precise, pero toca poner nuestra mejor actitud y amar la situación que tenemos para sacarle el máximo partido. Habrá que reírse al final de cosas como las siguientes: por más grande que sea la casa, mi hija siempre querrá jugar entre mis pies, o, por más pequeño que sea el cuarto de baño, cada vez que yo entre ella vendrá conmigo. Cuanto menos saturada estés, mejor salvarás estas situaciones cotidianas, por lo que merece la pena fomentar el autodiálogo positivo y la sensación de autovalía a través de actividades nutritivas como puedan ser escuchar música o disfrutar de un rato de silencio. Permitidme, lectoras, que les dé un interesante dato a continuación a estas madres que cuidan solas, por si les sirve de aliento cuando la mente les juegue la mala pasada de hacerlas sentir en carencia. Lo he encontrado en la biografía de Confucio escrita por Strathern, en la que relata que este gran pensador fue criado y educado por su madre, viuda. Y el autor reflexiona añadiendo lo siguiente: «Curiosamente, de la docena de personas que fundaron las filosofías y religiones más mayoritarias, la mayoría de ellos fueron criados por familias monoparentales». Ahí queda. A estas mamás, como a todas, les digo: **el autocuidado depende de ti, empieza por la actitud mental, no hemos de estar esperando a que nos lo resuelva otro**. Y si tienes que pedir ayuda intenta que no sea desde la sensación de falta, sino buscando sumar en positivo. Fdo.: MAMÁ MOTIVADA.

La pareja

- Regulación y corregulación emocional.
- Cuidado mutuo.
- Comunicación no violenta.

Ahora es cuando os vais a conocer de verdad, espero que esto te traiga sorpresas bonitas y capacidad para hablar de forma respetuosa y constructiva de aquello que sea necesario. La paternidad es una prueba de fuego para las parejas. Y muchas veces cuando elegimos compañero lo hacemos por razones que nos enamoran, fascinan y encajan en un periodo vital, pero **quizá llegado el momento de tener hijos nos empiecen a importar ciertas circunstancias que previamente no habíamos valorado.**

Si pudiese aconsejar algo a una pareja que se plantea tener un hijo, sería que tuviesen conversaciones profundas sobre cómo ven la crianza y lo que es importante para cada uno de ellos desde antes del embarazo, porque una vez metidos en el tsunami de sorpresas que conlleva la paternidad, su alianza será puesta a prueba en múltiples ocasiones. Si la pareja se sumerge en la empresa de criar, **ambos deberían estar dispuestos a hacer los cambios necesarios para cubrir las necesidades de la nueva situación.** Toca, más que nunca, decidir los pasos a dar, de forma conjunta. Yo veo una buena idea ir juntos a formaciones de crianza para padres durante la búsqueda del embarazo, el propio embarazo o la baja paternal, y a partir de ahí tener nutritivas conversaciones para acercar posturas en ambas formas de pensar que después marcarán la armonía familiar. En Estados Unidos incluso se organizan *Boot Camps for New Dads,* cursos promovidos desde los hospitales en los que se unen padres expectantes con padres recientes (solo varones), con sus bebés, para compartir trucos de crianza. En estos entornos los padres pueden coger referencias de forma divertida y en sensación de camaradería, que pueden ser cómo calmar y atender a un bebé y cómo apoyar a la madre en el parto y la lactancia. Me parece una idea fantástica, que ojalá tenga eco en España, ya sea para madres, para padres, y ¿por qué no?, también para todos juntos incluyendo a todo tipo de familias al cuidado de bebés. De hecho, ya hay voces entre los referentes de la psicología española que recomiendan la psicoeducación a los padres y las madres sobre lo que son ellos para el niño y la trascendencia que tienen, mediante programas que ofrezcan información sobre los buenos tratos y su repercusión en el desarrollo de la persona, así como ofreciéndoles, idealmente desde la sanidad pública, recursos terapéuticos para que, antes de serlo, puedan reflexionar sobre su propia historia de vida y crianza.

Dicho esto, hasta la pareja primeriza más unida y con más ganas de procrear juntos y trabajar en equipo encontrará diferencias entre ellos los primeros meses de la épica labor de criar a un ser humano recién nacido. **La madre ya ha modificado su cerebro durante el embarazo y es víctima de una explosión hormonal en el parto, por lo que, por lo general, ha cogido carrerilla y ha adelantado al padre un buen número de escalones en la escalera de la conexión con el retoño.** A base de contacto con el bebé y atención a los cuidados de madre e hijo, **el padre irá creando esa mágica conexión neuroplástica,** pero desde un peldaño diferente y a otra velocidad. Eso no quiere decir que la madre lo sepa todo, sino que lo sentirá de otra forma, más carnal (desde la entrega que su propio cuerpo está realizando). Por ello Tucker afirma que el proceso en el padre (o la otra madre) es opcional, solo si se queda y hay convivencia se dará ese proceso que podría hacer que mediante resonancia magnética se le reconociese cerebralmente como «padre». Esto le lleva a la reflexión de que los progenitores legalmente son socios al 50 % de la empresa parental desde la inscripción del pequeño en el registro civil, pero vitalmente la implicación tiene dos caminos muy diferentes. **La madre gestante desde el principio entrega su cuerpo y cerebro (quiera o no), y el padre biológicamente lo es desde la concepción, pero cerebralmente lo será cuando permita que el estímulo del cuidado le transforme (empezando desde el cuidado a la madre en el embarazo)**. Honremos esa diferencia, conozcámonos el uno al otro y trabajemos en equipo.

Y esta discrepancia macho-hembra se da en otros mamíferos que comparten cuidado de crías: se han descrito chillidos ultrasónicos de la madre ratona al padre ratón para incitarle a colaborar en el cuidado de las crías. No te estoy animando a gritar a tu marido, pero sí a comprender que fomentar la comunicación entre vosotros os ayudará enormemente en este proceso de aprendizaje mutuo. Y la parte buena es que, si sobrevivís como pareja y tenéis un día un segundo hijo, esta transformación habrá dejado huella en el cerebro de ambos y tendréis parte del trabajo de conexión hecho.

Hablando de la llegada del segundo hijo, cabe destacar que se une a un núcleo familiar en el que la pareja ya ha vivido un ajuste previo de la relación para adaptarse al cuidado de la descendencia, es decir, tendréis experiencia, lo que supondrá hábitos creados (aunque habrá que «arrancarlos» de nuevo) y quizá la veteranía también aporte un ajuste más realista de las expectativas. Estamos hablando de que ya se habrá dado previamente una reorganización cerebral en ambos hacia la regulación emocional, la cual seguirá en remodelación, además de que muchas decisiones de crianza se basarán en el patrón ya decidido para el primer hijo con las adaptaciones oportunas. Potencialmente seréis menos susceptibles a opiniones, ya que os sentiréis más expertos, ¡y menos mal! Porque inevitablemente traerá nuevos retos.

Para aterrizar un poco más el término de **regulación emocional** te comparto la definición de Gross: **«Es la capacidad de influir en nuestras emociones, intervenir en cuándo las tenemos, cómo las experimentamos y las expresamos»**. Y la corregulación ocurre cuando ayudamos a otra persona a gestionar sus emociones, atendiendo a la posibilidad de sentir emociones simultáneas, incluso contradictorias, y reconociendo los signos de transición entre ellas. ¿Y cómo llevamos a cabo esta regulación en el momento álgido de una emoción no deseada? Con estrategias de afrontamiento cognitivo; por ejemplo, pensamientos que generamos para cambiar nuestra emoción desagradable o mantener la agradable; así como mecanismos conductuales como pueden ser comportamientos que ponemos en práctica para cambiar el sentir, influyendo en la situación, en nuestro cuerpo o buscando distracción y distancia real o mental.

¿Te has sentido conectada a tu pareja en el proceso de búsqueda del primogénito? Hay padres (y madres no gestantes) que están muy implicados desde el principio: deseo gestacional, búsqueda de embarazo, acompañamiento en el embarazo y parto, crianza en los primeros meses y en adelante. Y ojalá sea así la amplísima mayoría, porque esto es un regalo, para empezar, para ellos mismos, pero por supuesto, también para la madre y el hijo: una familia gestada en el amor soportará mejor los vaivenes de la vida. Tengo la convicción de que sentirte protegida por tu pareja te da cierto amparo interior que favorece la magia de la concepción en las mujeres que están en búsqueda del primer hijo, el cuerpo así lo siente y se prepara. Y digo esto porque hay una tendencia actual en las sociedades industrializadas a tener hijos cuando se lleva mucho tiempo con la pareja, y quizá el fragor del enamoramiento inicial ha pasado, pero hay otras formas de quererse que también pueden condicionar químicamente a la mujer hacia la maternidad; cuidemos esos aspectos. Te cuento una curiosidad sobre las mariposas para que te acuerdes la próxima vez que veas a uno de estos coloridos insectos revoloteando. El macho puede detectar la presencia de una hembra sexualmente receptiva hasta desde once kilómetros de distancia, la cual recorrerá gustoso para acudir a la cita, gracias a las feromonas que emite la hembra y que son recibidas en las antenas del enamorado. Si el nivel de feromonas (sustancias químicas relacionadas con la atracción sexual) de muchas parejas humanas cuando empiezan a buscar hijo ya no está tan exaltado, saber que la conexión química, hormonal y emocional entre ambos le importa, y mucho, al organismo nos ayudará a reforzar los aspectos de intimidad y conexión que potencien la sincronía necesaria entre ambos para favorecer la concepción.

Ya durante la gestación, esta conexión entre los tres se puede vivir mediante el tacto a la barriga, así como hablarle y cantarle al bebé. Te cuento como peculiaridad que hay algunos papás incluso que han empatizado tanto que esta sintonía cerebral les ha llegado a jugar la mala pasada de padecer signos y síntomas físicos de un embarazo simpático (síndrome de Couvade). Pueden presentar náuseas, vómitos, problemas intestinales como dolor abdominal, hinchazón, diarrea, estreñimiento, acidez, cambios en el apetito, aumento o pérdida de peso, cansancio, calambres en las piernas, dolores de espalda o problemas de la piel. Lo único bueno del síndrome es que implica un cambio hormonal en el padre por afectividad hacia el nuevo ser.

Datos científicos

Los cambios hormonales en la pareja expectante no gestante también han sido foco de estudio. En un trabajo publicado en el año 2000 se analizaron las concentraciones de prolactina, cortisol, estradiol y testosterona en sangre de 34 parejas en la mitad del embarazo, justo antes del nacimiento, días después del nacimiento y unos meses después. ¿Y qué creéis que hallaron? ¡Un patrón similar en los varones con respecto a sus mujeres embarazadas! Aunque con las oportunas diferencias en los niveles hormonales referentes al género. Tanto en hombres como en mujeres se incrementó la prolactina y el cortisol a medida que se acercaba el nacimiento y hubo un descenso de estradiol en mujeres y de testosterona en hombres en las primeras semanas postparto. De forma que el padre presente e involucrado conseguirá que su biología también le prepare para la paternidad y la vida familiar. Este estudio, no obstante, tiene limitaciones porque las comparaciones se hicieron entre diferentes hombres al no contar con todas las mediciones del total de sujetos, pero Gettler y Kuzawa sí que han seguido desde 2005 a 465 hombres filipinos de los que se recogieron muestras de saliva por la mañana y por la noche a los veintiuno y los veintiséis años de edad. Los hallazgos hablan de que los que tenían mayores niveles de testosterona fueron más propensos a encontrar pareja; los niveles de testosterona fueron decayendo en toda la muestra según pasaban los años, pero más marcadamente en los que fueron padres. Y dentro del grupo de padres, la mayor caída se dio en torno al nacimiento del bebé, con respecto a los que ya tenían niños más mayores. Cuantas más horas de implicación en el cuidado al día ponían, más bajos se presentaron los niveles de testosterona de forma adaptativa, especialmente por la tarde. Los progenitores no involucrados en el cuidado no redujeron su nivel de testosterona de forma significativa frente a los no padres. Que no les pese a los varones enterarse de estos datos, es simplemente reflejo de que su biología responde adecuadamente al tipo de vida que les toca en este periodo; es una adaptación positiva para hacerles la vida más fácil, a ellos y a su familia.

Estos cambios hormonales también tienen múltiples ejemplos en el mundo animal: hay pájaros que tienen parejas estacionales, por lo que durante la época de competencia con otros machos para la búsqueda de pareja sus niveles de testosterona están altos, para caer en el periodo de colaboración en los cuidados del nido con su pareja. De la misma manera, los machos tities experimentan una caída en los niveles de testosterona ante la convivencia con su descendencia.

Es más, hormonalmente, mamá y papá también se influyen si hay cercanía de trato, a través del cuidado mutuo. Saxbe investigó en California a 27 parejas heterosexuales tomándoles muestras de saliva cada ocho semanas en el embarazo. Encontró correlación entre la bajada de testosterona en el padre y la subida en la madre durante el último periodo del embarazo. Y lo más llamativo fue que esta sincronía hormonal dentro de la pareja resultó ser un predictor positivo de la satisfacción del padre en cuanto a la relación con su mujer, recogida en un cuestionario cuando el bebé tenía tres meses y medio. De manera que este baile hormonal conjunto puede favorecer la buena relación de la pareja, o quizá es esta buena relación la que ayuda al contagio hormonal favoreciendo el círculo virtuoso, igual que lo contrario podrá estimular más bien un círculo vicioso (por ejemplo, peleas de pareja que elevan el cortisol en ambos). Hormonas que además llegarán directamente al bebé a través de la placenta, y seguirán influyendo una vez que nazca, porque está claro que se criará mejor entre los que son «buena pareja de este baile que es la vida».

Para hablar con rigor, he de nombrar las conclusiones de los dos últimos metaanálisis sobre el tema. En el primero se revisan docenas de estudios que abarcan miles de sujetos, y confirman que los hombres emparejados presentan menor concentración de testosterona que los solteros, así como los padres con hijos frente a los que no tienen. Sin embargo, en el segundo remarcan que estas diferencias de niveles de testosterona entre padres y no padres presentan estadísticamente un tamaño del efecto o magnitud del resultado pequeño, de forma que si aumentáramos la muestra a nivel poblacional, esta diferencia podría diluirse.

Además, hemos de saber que hay más aspectos que influyen en las hormonas, como la alimentación y el ejercicio físico. Sea como sea, esta influencia es dinámica y nos afecta, así que cuidémonos en familia para equilibrar todo este cóctel humoral.

Por otra parte, un estudio valoró la conexión en la activación de la corteza prefrontal (área clave para el pensamiento racional, toma de decisiones, gestión de lo emocional...) entre parejas de padres y madres. Al estar juntos en la misma habitación recibiendo sonidos de bebés, los que convivían y compartían el cuidado de la descendencia presentaban sincronía de activación en áreas atencionales y de funciones ejecutivas como el control y la regulación cognitiva, frente a los individuos controles que no convivían. ¡Parece que este trabajo en equipo tiene reflejo a nivel de la activación cerebral! No en vano, los dos son referentes en la crianza, y en buena armonía, es importante que cada uno respete lo que para el otro es importante transmitirle al hijo para sumar en sintonía.

A más de una madre no le sorprenderán las conclusiones de una investigación que realizaron en la UCLA (Universidad de California en Los Ángeles) sobre treinta y dos familias de clase media con doble ingreso. Tomaron muestras de saliva de casi todos los padres participantes, para medir sus niveles de cortisol, la hormona del estrés. Los investigadores descubrieron que cuanto más tiempo pasaban los padres varones en actividades de ocio (y no de cuidados) mientras estaban en sus casas, mayor era su caída de cortisol; sin embargo, este efecto no fue tan pronunciado en las madres. Entonces ¿qué tuvo un efecto pronunciado de caída de cortisol en las madres? Ver a sus esposos hacer las tareas del hogar y de cuidados. ¿Qué te parece? ¿Te bajaría a ti también la sensación de carga?

Acercamiento mutuo

Me dirijo ahora a las madres refiriéndome a esos momentos oscuros en los que no se sienten comprendidas o atendidas por sus parejas, o que notan que a la maternidad se están entregando ellas mucho más de forma unilateral. **Ama tu parte de entrega, que**

todo lo que estás dando suma a tu transformación en positivo. Habla con tu pareja lo que haga falta, pero desde ese amor a tu papel, buscando el acercamiento desde la diferencia que os caracteriza. Atender a la desemejanza en vuestros lenguajes de amor también puede favorecer el acercamiento. Quizá tú eres más de palabras de afirmación y por eso te duele si no te las dan o te ofenden más profundamente los comentarios negativos porque te hablan en tu interior de retirada de amor. Lo mismo tu pareja se expresa más mediante tiempo de calidad y por ello se abruma cuando no se lo estás dando; quizá alguno de vosotros ve el amor como actos de servicio, regalos, o lo transmite a través del contacto físico. Cuando son muy distintos, se hace necesario incrementar la comunicación y aprender el lenguaje del otro como así haríamos si fuera una persona de lengua extranjera. Hay una cosa buena en esta discrepancia si está bien avenida: que el hijo será políglota en cuanto a lo que a idiomas de amor se refiere.

La escucha empática del uno al otro puede ayudar a que acabéis expresando vuestras necesidades insatisfechas. ¿Y qué es escuchar empáticamente? Pues principalmente estar presentes y sostener miradas, silencios, parafrasear para demostrar que estamos escuchando. Refrenando la comprensión intelectual que nos llevaría a interrupciones de la empatía emocional queriendo calmar a la persona o arreglarle la situación antes de haberla escuchado por completo. Debemos evitar aconsejar, competir con otra historia peor, educar, consolar, contar algo parecido, minimizar, compadecer, interrogar, explicar o corregir. Simplemente estar presentes y permitir con los parafraseos que se sienta escuchad, o que nos aclare la propia persona si no estamos entendiendo bien lo que observa o recibe, lo que siente, lo que necesita y lo que pide. Esta forma de escucha activa es sanadora en sí misma, conecta a los dos interlocutores y ayuda a que la propia persona llegue a su propia solución o petición.

Quizá estás pensando: «Yo necesito que me escuchen a mí así». Pues bien, **hacerlo tú puede ayudar a que lo acabes reci-**

biendo. Cuanto más escuchemos y observemos, más acertaremos sobre cómo se siente el otro. ¿Qué información me aporta conocer el estado emocional de otra persona? Saber cuándo recibirá mejor una noticia; adecuarme a su tono emocional para darle un mensaje; trabajar mejor en equipo; se favorece una resolución más eficaz de conflictos; saber qué tarea va a realizar mejor o peor acorde a su tono emocional, etc.

Además, resulta que **cada uno habla desde su mente, pero el otro le escucha desde su propia estructura mental, momento emocional, perspectiva e historia personal.** Incluso aunque haya una larga trayectoria en común, puede estar escuchándote desde «las conclusiones que sacó de forma unilateral de vuestra última discusión». Así que preguntar qué ha recibido de tu mensaje podrá aclarar muchos desencuentros. Pongamos a examen nuestras suposiciones y tengamos en cuenta que la queja proporciona información de la persona que la hace. **Recuerda que siempre puedes elegir entre tener razón o estar juntos, y si eliges la segunda opción, tu siguiente comentario debería favorecer el acercamiento desde el respeto a ambos.** Si te interesa este tema, más adelante en el libro me extenderé un poco más en el concepto de ***comunicación no violenta***, modelo comunicativo desarrollado por Rosenberg.

Como curiosidad te comparto aquí una dinámica de la granja escuela emocional de Cristina Gutiérrez. Se titula *El puente de la comunicación positiva*. Cristina explica que a los niños les cuesta responder a la petición de decir dos aspectos positivos de un compañero. Después de un rato ayudándolos, observa que los ojos les brillan porque han descubierto algo. Se dan cuenta de que es «chulo» decir cosas positivas a sus compañeros, y más aún que se las digan a ellos. Ella les dice a los participantes que tras el taller se gustarán un poquito más. Los niños agradecidos son más felices, tienen relaciones más sanas, están más contentos y tienen más energía para hacer más cosas. Ojalá cada vez haya más familias que se hablen tan bien en casa que esta actividad no le cueste realizarla a la mayoría de los pequeños. La *Disciplina positiva* (en la cual seguiremos profundizando en estas páginas) trabaja en la misma línea, proponiendo reuniones familiares semanales que empiezan con agradecimientos de los unos a los otros. Sentir agradecimiento activa en nuestro interior la familia emocional de la alegría.

Cómo os habláis y tratáis entre vosotros comunica al bebé, y este codificará progresivamente esa información como la normalidad y lo conocido. ELLO LE HARÁ BUSCAR FORMAS DE RELACIÓN SIMILARES A LO LARGO DE SU VIDA. Y esto empieza ya en el embarazo: hay padres que experimentan la placentera sensación de sentir que el bebé recién nacido se calma al escucharlos hablar en el mismo tono que le hablaban a la barriga (si esto se producía con frecuencia). De hecho, hasta a los sonidos de los hermanos, las mascotas o los instrumentos musicales se están acostumbrando antes de nacer. Es un miembro de la familia desde antes de que le veamos el rostro.

Las parejas que vibran en la onda de una relación respetuosa tienen la suerte de suponer una fuente de inspiración el uno para el otro. Ojalá entre tu pareja y tú, ante los desencuentros, se den mensajes verbales y no verbales que quieran decir lo siguiente: *Tienes razón, lo lamento, arreglemos esto. Mi amor por ti es más grande que cualquier orgullo.* La crianza es el periodo de una pareja en el que más falta hace que nos miremos de esta manera, que te mire a ti así, y que tú le mires también de esa forma.

Acompáñate de otras mamás

- Creando tribu.
- Aprendizaje y refuerzo colectivo.
- Compartir emociones.
- Sentirse comprendida, sana.

Vive en sororidad tu maternidad (solidaridad entre mujeres para el empoderamiento). Otras madres te dirán cosas como que puedes prevenir los calambres en las piernas durante el embarazo si al tumbarte en la cama pones el tobillo en flexión dorsal en vez de plantar, para elongar las fibras de los gemelos en lugar de acortarlas, o te mostrarán trucos para marcar qué pecho te toca dar, por ejemplo, cambiándote un anillo de mano. Podréis intercambiar ideas sobre pañuelos o mochilas de porteo, pañales de tela, juguetes educativos o resolver dudas de lactancia. Pero, sobre todo, **entenderán cómo te sientes y con ellas podrás expresarlo tal cual**, para relativizarlo en sana compañía, transitarlo y navegarlo sintiendo que vas a llegar a buen puerto. **No ignores tus emociones incómodas,** te están diciendo algo, son el aviso de que hay algún asunto sin atender; si sabemos escucharlas tomaremos decisiones más respetuosas con nuestra esencia y eso nos ayudará a fluir, incluso a sentir un cierto desbloqueo mental.

Otras madres te contarán, por ejemplo, cómo les ha servido

para que su pequeño quiera cortarse las uñas que vea cómo se las cortan ellas mismas, o jugar a pintárselas con pintauñas. Así como que encontrarás más colaboración preguntándole qué hacer si tiene los dientes sucios en vez de ordenándole que se los lave. O que bebé y mamá sufriréis menos el momento de las vacunas, o ponerle los pendientes, si lo llevas a cabo mientras le das el pecho. Darle teta también es una estrategia maravillosa para acompañar el despegue de un avión. Con otras mamás podrás reírte de situaciones surrealistas, como la vez que fui a hacerme una citología vaginal con mi bebé y, como lloraba, me tocó colocármela encima de mí en la camilla mientras la enfermera procedía...

Con otras madres entenderás que la culpa solo es una emoción empática que sentimos cuando pensamos que somos la causa del sufrimiento de otra persona. Al vernos con culpa en relación a la crianza, entendámosla como un aviso de nuestro cuerpo de que estamos sensibilizadas con las necesidades de nuestro hijo, y veamos cómo atenderlas desde el equilibrio con las nuestras, porque nuestro peque también necesita que nosotras estemos plenas (o lo más cerca que seamos capaces). En definitiva, la madre se acostumbra de tal manera a resolver todo lo que tenga que ver con su hijo que puede caer fácilmente en la emoción culposa; utilicémosla en positivo reconduciendo el foco atencional y la dirección de los pensamientos y no dejemos que nos reste poder.

Juntas aprendemos también que hay emociones que no hay que guardarse, porque si aguantamos mucho lo viviremos como sufrimiento, lo sentiremos desde la frustración y, si no la gestionamos bien, acabaremos en agresividad. Y la ira, si no sale en una explosión hacia los demás, implosionará dentro elevando nuestro cortisol y dañando nuestra autoestima y capacidad de auto y heterocuidado saludable. De forma que no reprimamos, aprendamos a dar salida a esos avisos que nos da el cuerpo con serenidad, perspectiva y respeto al otro y a nosotras mismas. Desahogarte con una persona que te entienda sin juicios es un buen camino para manejar esta transición.

Las emociones no son buenas ni malas: son humanas, aprender a ocuparnos de las desagradables nos hará la vida más fácil. Entre madres se puede dar una escucha empática, ya que llevamos entrenamiento con nuestros hijos y nos sentimos reflejadas unas en otras. Otra mamá te dirá cuando más lo necesites: *Mamá contenta, bebé feliz,* como me dijo mi gran amiga Maty, y me resonó tanto que esa idea ha impregnado todo el hilo conductor de este libro.

Se ha estudiado la activación cerebral en madres al visualizar vídeos de interacciones de otras madres con sus hijos; ante dichas imágenes afectuosas, las mamis estudiadas activaron áreas como el putamen (estructura fundamental para la regulación de ciertos aspectos del comportamiento y la motivación) y el núcleo precuneus. La primera estructura está muy relacionada con la sensación de recompensa y la segunda con la mentalización, es decir, estar en ambientes de cuidado materno activa nuestra empatía y nos hace sentir reconfortadas. Según esto, moverse en círculos de cuidado podría tener efectos de aprendizaje y refuerzo colectivo. Ser madre te puede hacer sentir más unida a la comunidad por el simple hecho de que la necesitas más, como entorno de apoyo y estímulo para madre e hijo; así funcionan las tribus espontáneas de madres que se unen por estar viviendo situaciones conectadas. Esa sensación de colectividad arropa el alma, y, como vemos, activa el cerebro. Al más puro estilo de comunión africana *UBUNTU* (yo soy porque nosotros somos), cuya leyenda cuenta que un grupo de niños fue retado a correr hasta un árbol y el que llegase primero se quedaría con sus frutos, a lo que los niños respondieron corriendo todos de la mano para llegar a la vez al árbol y disfrutar juntos de las frutas. Desde aquí, gracias a mis amigas, ¡me aportáis tanto en este periodo tan crucial de la vida!

El **sentirte comprendida es sanador**, ya sea por un grupo de iguales, un familiar o un terapeuta. P. Perry afirma que lo que más transforma a los pacientes en psicoterapia es sentirse entendidos y recibir empatía, incluso notar que el terapeuta se conmueve. Respetando los límites de la profesionalidad y basándose en conocimientos científicos, esta relación en sintonía entre terapeuta y paciente tiene beneficios mutuos, ya que ambos aprenden de la interacción. Esa es la psicología en la que yo creo.

¿Cómo te hablas a ti misma?

- ¿Tolerarías que alguien te hablase como lo haces tú?
- La importancia de un diálogo interno positivo y sano.
- Si nos hablamos bien funcionamos mejor.
- Autoaceptación.
- Validar tus propias emociones repercutirá positivamente en el bebé.
- Nos hablamos como nos hablaron en casa cuando éramos pequeñas.

¿Cómo vives tu maternidad? ¿Como sacrificada o como motivadora? Según cómo te estés pintando la historia en tu mente vivirás cada detalle de una forma o de otra. Si nos hablamos bien, funcionamos mejor; sin embargo, cuando nos llenamos de reproches internos, vamos acumulando tensión. **Un autodiálogo sano ayuda a la autoestima y la asertividad**, muy importantes para comunicar nuestras necesidades a los demás. En los primeros meses de crianza, esta habilidad te facilitará guiar a las personas de tu entorno sobre cómo pueden ayudarte.

Hay casos en los que la madre tiende a no manifestar algunas opiniones abusando de la represión emocional, y ello, de forma mantenida, acaba saliendo por algún lado; en concreto, en este periodo vital, suele aparecer en forma de irritabilidad del bebé, contagiado por las emociones no bien digeridas de la madre que se expresan en su tono muscular, su ritmo cardiaco, su tono de voz y su corporalidad completa, aquella a la que tan conectado está el pequeño. Por lo que **ELLOS LLORAN LO QUE NOSOTRAS REPRIMIMOS. Así de duro y así de claro.** Y como te puedes imaginar, esta situación puede repercutir en su sueño y alimentación (y como consecuencia en los tuyos), aumentar la preocupación y la sensación de falta de control, empeorando la gestión emocional y alimentando el círculo vicioso. La investigación ha demostrado que **cuando tratamos de reprimir una emoción obtenemos el efecto contrario**: se muestra de manera intrusiva, repetitiva y desagradable. Una vez más: **atiende tus emociones y ello repercutirá en las de la cría**, acuérdate del mensaje de la mascarilla de oxígeno del avión en caso de accidente: ponte primero la tuya y luego atiende al niño.

¿Qué te dices cuando te frustras, cuando fallas, cuando aciertas, cuando te elogian, cuando te miran? Si tus respuestas han sido todas alentadoras, puedes saltarte este capítulo, a no ser que lo quieras leer por si puedes ayudar a otra persona. Si alguna contestación ha sido desmotivante, adentrémonos juntas un poco en este tema. La maternidad tiene algunos momentos estresantes, y es en esas circunstancias cuando más pueden aflorar autojuicios desalentadores, incluso aunque no acostumbres a ello, y la merma del autocuidado por priorizar la atención al bebé puede favorecerlo. Será bueno tenerlo presente para poder redirigirlo y mitigar su impacto. **Mucho de tu diálogo interno, el que usas en los buenos y en los malos momentos, tiene que ver con cómo te hablaba tu madre**, y esto a su vez tiene que ver con cómo a ella le hablaba la suya. Hay otros referentes relevantes en la autobiografía que pueden influir, pero cómo se dirige una madre a su hijo es un pilar esencial en esta construcción.

¿Se modifica o exagera esta expresión cuando estás cansada, estresada o sientes que las circunstancias escapan a tu control? Esto puede magnificarse en los inicios de la maternidad y es bueno observarse a una misma para entenderse mejor. Permítete sentir y abrázate. Es decir, si tienes que reconducir alguna forma de dirigirte a ti misma, merece la pena que lo intentes y refuerces aquellas partes de tu diálogo interno que sí son potenciadoras. Pon el foco de la atención en lo que sí funciona: lo que enfocas se expande y crea efecto halo en el resto del día tiñendo nuestros pensamientos, perspectivas y expectativas, como describe Navarro. Pasamos mucho tiempo con nuestros pensamientos, no dejes que te intoxiquen, intenta que te empoderen. Por ejemplo, algunas madres llegan a pensar en algunos momentos oscuros: *La maternidad me viene grande.* Si te encuentras ante ese pensamiento, no te espantes, es normal sentirse alguna vez así, lo importante es no generalizar ni darle gran credibilidad ni permanencia al mensaje, ya que simplemente habla de que estamos en el proceso de adaptación, y si nos damos el tiempo necesario lo veremos con mejor luz.

Tu autodiálogo va a relacionarse también con cómo le hablas a tu hijo, a tu pareja o a otros miembros presentes durante la crianza, ya sea a tu otro hijo o incluso a tu perro. Reflexionar sobre ello nos aportará información valiosa de autoconocimiento e inteligencia emocional. Es otro de los regalos transformadores que trae consigo la maternidad si sabemos aprovechar la oportunidad. ¿Y qué es la inteligencia emocional? La capacidad de identificar, expresar, comprender emociones, asimilarlas y regularlas en uno mismo y en los demás (Salovey y Mayer, 1990).

Así que cuidado, porque si criticamos a nuestros hijos frecuentemente, no dejan de amarnos a nosotros, dejan de amarse a sí mismos, ya que los niños pequeños tienden a pensar que ellos provocan lo que sucede a su alrededor. Pero en la otra cara de la moneda está el hecho de que, si alentamos su esfuerzo, sus buenas intenciones y sabemos valorar sus habilidades (no necesariamente iguales que las nuestras), fomentamos su propio autoconcepto y estima propia. Tenemos ese poder, y como todo gran poder, conlleva responsabilidad y conciencia.

Además, ¿sabes qué? También en esto estarás modelando la conducta de tu hijo. Antes de que te des cuenta, presenciarás cómo tu pequeña personita se habla a sí misma de una forma parecida a como tú te diriges habitualmente a él o ella (incluyendo aquí el lenguaje verbal y el no verbal). E influir en la constitución del autodiálogo de nuestro hijo tendrá repercusión en su personalidad y su forma de afrontamiento de los retos. Como leí en un potente post de Lee Lima: «Tus palabras hoy se convertirán en su voz interior mañana», ya que nos hablamos como nos hablaron en casa y en el colegio. Analiza la influencia que ha habido en ti para darte cuenta de cómo tú predispones a tu hijo.

De nuevo, no digo esto para aumentar presión, sino para tenerlo en consideración y poder reconducir aquellas veces en las que nos reconozcamos menos acertadas. Recordemos que si hay frecuentes repeticiones de interacciones saludables la mayoría de las veces será suficiente para estimular patrones útiles y resilientes. Y, cómo no, empezar por una misma será la mejor base para que nos sea más fácil y fluido ejercer una influencia positiva. La forma de expresarnos afecta a nuestra percepción de las cosas, como por ejemplo, cómo interpretamos los comportamientos de nuestro hijo.

Cuida tus expectativas. Las creencias que tenemos de lo que va a pasar son poderosas y pueden ejercer una fuerte influencia en cómo se prepara nuestro organismo para lo que creemos que va a pasar. Te pongo algunos ejemplos: una mujer sometiéndose a un proceso de reproducción asistida porque desea un bebé, pero en el fondo no espera quedarse embarazada a la primera, por lo que decide no modificar nada su vida (alimentación, ingesta alcohólica, reducción de estrés...) hasta que de verdad esté embarazada. Es un tema delicado, y para nada matemático, pero en ocasiones, nuestro cuerpo entiende que realmente no es el momento. No pretendo abrir un debate, solo quiero animarte a conocer tus expectativas porque pueden influir en cómo te enfrentas a diferentes situaciones. Otro caso puede ser cuando deseamos que nuestro bebé colabore para bañarse, pero lo que creemos que va a pasar es que va a llorar y va a ser muy desagradable (basándonos en experiencias previas); en ese ejemplo, nuestra expectativa nos puede tensar con antelación y nuestra propia inquietud predispone a un contagio por parte del pequeño, por encima de nuestro deseo de que reciba un baño placentero. No estoy diciendo que nuestro desasosiego sea el único causante de la no consecución de logros en crianza, pero es cierto que lejos de sumar, es algo que resta. Y cuanto más presente lo tengamos, mejor podremos manejar algunas situaciones y ver cuándo tenemos que empezar por trabajar nuestras propias sensaciones al respecto. **Cuando nos enredamos en pensamientos críticos, culpabilizadores o generadores de rabia, es difícil crear un ambiente interior sano.** Un estado mental más pacífico nos anima a concentrarnos en lo que realmente queremos en lugar de en lo que está mal en los demás o en nosotros mismos. **Concentrémonos en lo que queremos hacer en vez de en lo que salió mal** venciendo esa humana tendencia a fijarnos en lo erróneo y no en lo que está bien.

Cuando conseguimos dejar de machacarnos cuando fallamos, nos abrimos camino para ser madres que permiten a sus hijos aprender de sus errores. Ello les facilitará lo siguiente: aprender su valía al margen de su comportamiento, eliminar el perfeccionismo extremo; incrementar su curiosidad; crear confianza para correr riesgos; aprender sobre la propia capacidad, y un fuerte sentimiento de pertenencia y conexión. En todo aprendizaje nuevo habrá fallos, ya sea el de ser madre o el de aprender a manipular un juguete por parte de tu hijo. Hay ejemplos de lo diferente que puede ser la perspectiva cuando se enfocan en positivo las equivocaciones y se piensa que fracasar en un empeño significa aprender una manera de cómo no hacer las cosas, como respondió Edison cuando le preguntaron por los intentos previos al invento de la bombilla: *No he fallado. Simplemente he encontrado diez mil formas que no funcionan.* En la misma línea optimista se dirigía a sí mismo el telefonista de una fábula que calculó que, aproximadamente, cada 50 llamadas hacían una venta, por lo que cuando iba por la cuadragésima llamada, lejos de hundirse, se iba animando porque ya se sentía más cerca del próximo éxito, actitud que le llevó a prosperar en la empresa.

Fíjate si es importante el tono de nuestro autodiálogo que un curioso estudio de psicología comparó las palabras utilizadas por las monjas de un convento de clausura en sus diarios, encontrando correlación entre las que hablaban más positivamente de sus vivencias con una mayor longevidad, frente a aquellas que empleaban recurrentemente términos como sacrificio, penitencia, obligación, y hacían referencia a emociones desagradables como la resignación. Los autores especulan que las emociones placenteras podrían alargar la vida.

Por favor, háblate a ti misma como si te estuvieras dirigiendo a tu mejor amiga cuando ella tuvo a su primer hijo: **si tus palabras van a alterar tu química interna, que sea en tu beneficio**. Piensa en una frase que te suelas decir a ti misma y no te haga sentir bien y hazte esta pregunta: **¿tolerarías que alguien te hablase como lo haces tú?** ¿Cuál sería tu reacción si eso mismo te lo hubiera dicho una amiga? Si te descubres con pensamientos intrusos, atájalos pronto, como propone el Principito con los baobabs: si no los arrancas de raíz, crecerán y se adueñarán de todo, tiñendo tus emociones, reacciones, decisiones y comportamientos. **Si escarbamos un poco en los juicios a una misma, encontraremos debajo necesidades no satisfechas que posiblemente arrastremos de la infancia.** Podemos entrenarnos para reconocer cuándo nuestra charla interna está cargada de autojuicios, y trasladar inmediatamente nuestra atención a las necesidades subyacentes. Sanemos a la vez que le ofrecemos este reconocimiento de sus necesidades a nuestro pequeño, paremos la rueda.

Igual que desde la neuropsicología y la educación consciente se promueve la validación emocional por parte del adulto al niño, te animo a permitirte validar tus propias emociones. Es sanador. Aún recuerdo con la piel de gallina lo que me dijo al oído otra alumna del curso que realicé en Madrid estando embarazada de mi hija, con Marisa Moya, gran precursora de la Disciplina positiva en España. Pues en la dinámica, la mitad de las alumnas estábamos sentadas en círculo con los ojos cerrados y la otra mitad pasaba por detrás y nos transmitía mensajes que tenían que ver con la crianza (de nuestros padres a nosotras y de nuestra parte a nuestros hijos), y a mí me tocó escuchar: PERMÍTETE SENTIR, frase ante la cual percibí como si un relámpago recorriera mi interior.

Aprovecho para comentar lo reveladoras que son las formaciones sobre emociones en las que se dan aprendizajes significativos de forma divertida mediante dinámicas activas en las que intervienen los alumnos, combinando movimiento y expresión corporal. Es el caso de los cursos de Disciplina positiva de Marisa, que además es directora de una escuela infantil, por lo que conoce en profundidad la importancia del juego en la capacitación.

Puede que haya ocasiones en las que bloqueamos las emociones de forma defensiva por miedo a descontrolarnos. Pero en cuanto una se sienta más segura ha de mirar a su interior y no permanecer en el bloqueo, para poder así gestionarlas y entender lo que nos están diciendo al respecto de nuestras necesidades no cubiertas y nuestro autocuidado.

La inteligencia emocional es la que nos enseña a escuchar nuestros propios sentimientos en la justa medida (ni ignorar ni sobredimensionar). Si no atendemos a la emocionalidad, la inquietud interna recibirá alguna otra explicación por nuestro cerebro racional. Te pongo el ejemplo de un estudio que evaluó a pacientes con el cuerpo calloso seccionado. Esta estructura conecta ambos hemisferios cerebrales, pero en el caso de estas personas fue preciso lesionarlo quirúrgicamente de forma controlada para tratar una epilepsia maligna. Y estos pacientes mejoraron de su clínica epiléptica, pero tuvieron que convivir con algunos efectos secundarios de esta desconexión que aportaron información a los neurocientíficos. Por ejemplo, se les mostraba un mensaje escrito en el campo visual computado por el hemisferio cerebral derecho que decía «levántese» y el sujeto se levantaba, pero cuando se le preguntaba por qué se había incorporado, debía responder con su hemisferio izquierdo, ya que es en este donde residen las áreas lingüísticas, y, al estar desconectados los hemisferios, sus respuestas eran del tipo *porque tenía sed* o *necesitaba moverme*, es decir, que no tenían acceso de forma consciente a la información procesada por el hemisferio derecho, y la cognición llenaba ese vacío con alguna explicación dentro de la lógica del individuo.

Nosotras sí tenemos estructuralmente conectados nuestro hemisferio del procesamiento emocional (derecho) y el hemisferio de mayor procesamiento lógico y lingüístico (izquierdo), pero si no entrenamos la introspección en cuanto a los sentimientos, estaremos dejando que nuestro cerebro lógico les dé la primera explicación automática a las sensaciones internas, que tenga sentido para nosotras sin profundizar en las señales que nuestro cerebro mamífero nos está mandando. Y estas explicaciones poco procesadas suelen tirar de frases repetidas frecuentemente en nuestro autodiálogo, por lo que podrían perpetuar un autojuicio despectivo. Tengamos cuidado con las autocensuras no constructivas, y para ello, el primer paso es reconocerlas. Según Damasio, analizamos la información con el cerebro racional, pero para decidir nos vemos fuertemente influidos por el cerebro emocional, de forma que un mejor conocimiento de nuestro mundo emocional nos permitirá ver de cara al director de orquesta de las resoluciones que tomamos. Así que cuidado con las historias que nos contamos para evitar ahondar en nuestros sentimientos: si nos las creemos, no acabaremos de saber quién es realmente el líder que marca nuestra música interior. Está descrito el caso de un paciente que, tras la extirpación de un tumor cerebral, no experimentaba emociones por más trágicas o tiernas que fueran las imágenes que proyectaban en vídeo para él, debido a la desconexión de redes neuronales que fue necesario realizar en su tratamiento quirúrgico. Y curiosamente esta persona presentaba también gran dificultad para tomar decisiones, pues su cerebro no tenía acceso a la información emocional confirmatoria o refutadora necesaria para este proceso, lo que comúnmente se conoce como «corazonada».

Resulta que **nuestra forma de pensar condiciona cómo nos van las cosas**, o, al menos, crea cierta predisposición para ello e influye en nuestras percepciones de lo que ocurre y nuestras expectativas de lo que puede pasar. Te pongo algunos ejemplos que ilustra Perry en su obra *El libro que necesitas leer para no perder la cabeza.* Se ha estudiado la influencia de las horas de ver televisión al día con la sensación de poder ser asaltado en la próxima semana. Los que la veían más de cuatro horas al día correlacionaban creencias sobredimensionadas sobre la posibilidad de sufrir un asalto frente a los que utilizaban la caja tonta menos de dos horas diariamente. Philippa también nos cuenta un emotivo caso de tres hermanos que se encontraban en proceso de adopción con una familia de acogida después de haber pasado por varias situaciones desfavorables. Tras una visita de la trabajadora social fueron informados de que no los iban a separar y que podrían ser adoptados por la familia de acogida. Ante la incredulidad de los niños, la trabajadora les preguntó: *¿Qué habéis entendido?* A lo que ellos contestaron: *Que nos van a separar y que no nos podremos quedar con esta familia.* Se me pone la piel de gallina al leer que precisaron que se les repitiera varias veces la información para poder procesarla adecuadamente, hasta ese punto **sus mentes estaban condicionadas para esperar malas noticias tras haberlo temido tantas veces**. Finalmente, al reiterar el mensaje, la hermana pequeña empezó a llorar y, al preguntarle por qué lloraba, dijo: *Creo que es porque estoy contenta,* y empezaron los tres a entender la buena noticia.

En la misma línea, se realizó un estudio en el que niños que habían sufrido un trauma fueron expuestos a la fotografía de un papá reparando un coche y se les pidió que contasen la historia de esa imagen. Los niños traumatizados contaban historias en las que el padre se acababa lesionando o terminaba incluso aplastado por el coche, en claro contraste con el grupo control de niños sin trauma que simplemente describió cómo el papá concluía con éxito el arreglo.

No te permitas pasar mucho tiempo enredada en pensamientos negativos, estos ejemplos ilustran la potencia de impacto que tienen. Si te encuentras en este proceso de intentar pensar con más optimismo y encuentras resistencia, has de saber que **la mente nos puede hacer creer verdadero lo conocido y falso lo nuevo**, pero a base de presentarle más veces el pensamiento nuevo positivo, lo irás sintiendo más familiar.

Bilbao nos recomienda que al final del día el número de comentarios positivos que has regalado a tus hijos supere con creces a la cantidad de órdenes, instrucciones o comentarios negativos. Lecannelier propone que sustituyamos algunos «no» por «sí, pero...». Bilbao sube la apuesta para que metamos al día todos los «sí, y además...» que podamos. Y yo te añado, dándole la vuelta hacia ti, que al final de la jornada el número de comentarios positivos que te has dicho a ti misma en la mente supere con creces la cantidad de «deberías», autojuicios negativos y frases invalidantes. Y eso te ayudará a estar en mejor disposición de hacer lo anteriormente descrito, lo cual no te has de exigir si no lo has conseguido primero para ti misma. Hay estudios que hablan de la recomendación de tener al menos tres emociones agradables por cada una de las indeseadas, para mantenernos en un buen estado de equilibrio.

Una cosa es validar las propias emociones y otra es mandarse automensajes de carencia continuamente. Conocerse y trabajarse es la mejor manera de pasar del necesitar al dar. Por ejemplo, puedo recriminarle a mi pareja (de forma internalizante o externalizante) que no me hace tantas fotos espontáneas con mi hijo como yo a él o ella, o puedo optar por hacerme *selfies* con el pequeño para satisfacer yo misma mi necesidad, y desde una menor falta sentida, pedirles de forma agradable a las personas de mi entorno que me ayuden a capturar más momentos. Otro caso puede ser la entrega al acompañamiento del sueño de nuestros pequeños, puedo aceptarlo y hasta disfrutarlo o, por el contrario, sufrirlo. A veces, supone tanto tiempo un día tras otro que los pensamientos nos pueden jugar una mala pasada, y empezamos a pensar o decir que no podemos seguir así, que nos hace falta una asesoría del sueño, etc. Y está bien buscar información, pero lo más importante es darme cuenta de que si lo sufro es porque me estoy diciendo a mí misma *esto no debería estar ocurriendo.*

¿Sabes? **No necesitarás que nadie te diga que eres buena madre si te lo dices tú por dentro.** Y cuando de verdad lo crees, se traduce en tu actitud y acabas recogiendo frutos reforzadores. Y esto no significa no fallar ni dudar nunca, ni llegar a todo con facilidad, simplemente es **amar lo que haces**, y para ello hay que elegir rutinas que vayan con nosotras y que nos faciliten la vida. Además, «buena madre» o «mala madre» no deja de ser una etiqueta, y, si queremos criar a nuestros hijos libres de ellas, quizá tengamos que empezar por quitarnos las nuestras. Así lo vio Laura Baena cuando fundó *El club de las malas madres*; decidió así quitarle peso a esa expresión que puede rondar en algún momento las mentes de las mamis. De hecho, solo por planteártelo ya te diría que no cumples los requisitos, ¿o tú piensas que una madre de verdad negligente se plantea si es buena madre? Ya te lo digo yo: no. Las que queremos mejorar y nos enfocamos en algunas necesidades que podríamos atender mejor somos las que somos SUFICIENTEMENTE BUENAS.

TÚ VAS A CUIDAR A TU HIJO COMO TÚ ERES, priorizando lo que para ti es importante, no como es tu madre, tu hermana o una famosa a la que sigues por redes. Coge de cada una de tus personas referentes lo que más sintonice contigo y desenfoca lo demás. La maternidad nos hace mejorarnos en muchos aspectos por sabernos influencia para nuestro pequeño, pero todo ha de ser en línea con las bases de nuestra personalidad y gustos; de esa manera, la carga no será demasiado pesada y será placentero recorrer el camino. Y desde esa actitud aportaremos mucha más luz a nuestro hijo. Aprovecha tus fortalezas, aquellas capacidades que representan rasgos positivos de la personalidad, esas características que te hacen sobresalir para bien. Como titula Tomás Navarro uno de sus libros: *Wabi sabi,* término japonés que da nombre a un tipo de arte en el que se ensalza la belleza de lo imperfecto como reflexión del fluir constante y la no permanencia. Navarro nos invita así a tener una actitud similar aceptando la imperfección, enfocándonos en lo que trae de bueno, y de la misma manera **yo te animo a amar tu maternidad imperfectamente bella**. Fdo.: MAMÁ WABI SABI.

LA CRIANZA
DEL *HOMO SAPIENS SAPIENS*

Neuroplasticidad en el cerebro del bebé

- Enseñamos a nuestros hijos a ser humanos.
- Jugar es la manera preferida de nuestro cerebro para aprender.
- Siegel y la metáfora del cerebro en tu mano.
- El niño y su GPS emocional.
- Rabietas: ¿petición de ayuda?
- Apego seguro y mentalización.

¿Y por qué nos transforma cerebralmente la naturaleza a las madres de esta manera tan brutal? Porque tenemos en nuestras manos el impulso del desarrollo cerebral de un nuevo miembro de la especie.

Somos escultoras de su cerebro

Un bebé, al nacer, cuenta con casi la totalidad de los cien mil millones de neuronas que tendrá cuando sea mayor. La principal diferencia entre el cerebro del niño y el del adulto es que esas neuronas han de desarrollar trillones de conexiones entre sí. Y esto ocurre a base de vivir experiencias de relación, observación, imitación, exploración, equivocación, etc. Cada nuevo aprendizaje supondrá nuevas conexiones que, a base de repetirlas, estructuran una red cerebral. Esta organización sentará las bases del pensamiento y configurará expectativas en el nuevo ser humano.

No deja de fascinarme cómo en las primeras horas de vida los pequeñajos ya son capaces de beber de un vaso, un biberón o mamar del pecho, simplemente aportándoles seguridad y apoyo. Hay casos en los que la lactancia materna se instaura de forma más progresiva, pero, si no hay interferencias, desde el primer contacto piel con piel el neonato tiene la capacidad de buscar el pezón.

Meltzoff demostró que la capacidad de imitación está presente también desde el primer día de vida extrauterina. Este curioso científico se dedicó a sacarles la lengua de forma simpática a bebés de un día de vida, consiguiendo que le respondieran con el mismo gesto. Es más, cuando los volvió a ver unos días después, algunos de ellos reaccionaron reconociéndole y sacándole la lengua. ¡Todo cuenta desde el principio! Aunque no siempre lo tengamos presente. Por cierto, esto lo tenemos en común con más primates, pues un monito bebé también te sacará la lengua en respuesta a tu divertido gesto. La comentada manifestación de memoria podemos observarla también según van pasando los meses, cuando intentamos que manipulen algún objeto y quizá no les sale, pero jugamos a repetir el intento muchas veces, dejándoles explorar, y tras un tiempo en el que nosotras mismas ya nos hemos olvidado de ese juguete, un día nos sorprende el pequeño completando el gesto que tanto afán pusimos en enseñarle semanas atrás.

Alrededor de las 22 semanas de embarazo, el sistema límbico (emocional mamífero que recibe aferencias del conocido como cerebro primitivo reptiliano) ya está en funcionamiento, con lo que el feto va a ser capaz de experimentar las mismas emociones que siente su madre. De manera que lo de *mamá contenta, bebé feliz* empieza antes de lo que te creías, en el embarazo, de forma directa (y si nos remontamos a la vida previa, resulta que nuestras experiencias anteriores sientan las bases de la madre que seremos). Es **a partir de los siete meses de gestación cuando las emociones**

que tiene el bebé pueden ser diferentes a las de su madre, ya que se produce una diferenciación emocional, pero seguirán muy ligadas a las vivencias de ella.

Volviendo a la capacidad de repetición como medio de aprendizaje por observación y modelado, quiero hablarte de las neuronas espejo, las cuales permitirán que el pequeño vaya haciendo intentos de imitación que favorecerán la capacitación en habilidades rudimentarias que darán pie a otras más complejas con el tiempo. No esperes resultados rápidos, pero no te canses de esta interacción, porque la respuesta acaba apareciendo. Me gusta la didáctica comparación que hace el psicólogo Felipe Lecannelier cuando alude a que el bebé trae un GPS emocional que le ayuda a reconocer las emociones del cuidador y contagiarse de ellas. A partir de la repetición de estas interacciones, el pequeño estimará de forma inconsciente su predictibilidad, lo que le llevará a construir su esquema mental de las relaciones sociales. De ello depende el desarrollo de su patrón de respuestas y reacciones, el cual irá conformando su personalidad, construyendo sobre la tendencia temperamental que ya trae de serie.

De esta información podemos inferir que desde que nacemos estamos sujetos a influencias que condicionarán cómo seremos y cómo reaccionaremos ante nuestras futuras vivencias de interacción social. Y lo que más cuenta, querida mamá, es tu forma de reaccionar y comportarte la mayoría de las veces (no necesariamente todas, simplemente que sea percibido como un patrón estable que ocurre frecuentemente). Y esto es extrapolable a cualquier persona que pase mucho tiempo de forma asidua con el niño (el papá, la abuela, el abuelo, la cuidadora, etc.). Los impalas jóvenes huyen de las leonas simplemente porque todos los demás impalas lo hacen. Exactamente de la misma manera, los niños que han visto a su madre salir despavorida ante una rata desarrollan miedo a las ratas. El cerebro dispone de un circuito de neuronas cuyo principal fin es aprender a través de la observación: las mencionadas neuronas espejo. Y las amígdalas cerebrales, que forman parte del sistema límbico, están completamente formadas en el momento del nacimiento y su función consiste en recordarnos aquello que fue peligroso en un pasado (**¿y cómo sabe un bebé lo que es peligroso? Lo que asusta a su madre**).

Cuando hablas con tu hijo, cuando lo besas, o simplemente cuando te observa, su cerebro realiza conexiones. ¿Te reconoces mirando a tu bebé con una gran sonrisa y diciéndole cositas mientras le acaricias? Pues tu instinto materno te está llevando a favorecer su desarrollo cerebral. Esa comunión contigo, anhelada de forma natural por tu hijo, es lo que le lleva a ir esbozando los primeros esquemas cerebrales que irán madurando como dinámicos circuitos interconectados que le permitirán hablar, pensar, decidir, actuar y comportarse como un ser social. Esto irá ocurriendo muy progresivamente, aparentemente de forma lenta, pero sin pausa, y los frutos se irán recogiendo poco a poco, sirviendo unos hitos de escalón para los siguientes.

No en vano Satir reflexiona sobre que **el mejor regalo que se puede recibir es ser visto, escuchado, entendido y tocado desde el respeto, el afecto y la empatía.** Este trato (o su ausencia) llega al punto de condicionar nuestra química cerebral. El reconocimiento, el agradecimiento y la valoración son necesidades fundamentales en el ser humano, para tu bebé y para ti también, no lo olvides. Si estás presente de manera fiable en la vida de tu hijo, las experiencias que proporciones en el contexto de la relación moldearán la arquitectura física y la conectividad de su cerebro, creando modelos mentales y expectativas sobre el funcionamiento del mundo (Siegel y Payne).

El apego como proceso de estímulo neuroplástico cerebral

Tiro de etología para ponerte ejemplos animales de formación de apego. Existe un periodo sensible en el que el cachorro se apega normalmente a su madre, a la cual registra como fuente de protección, alimento, afecto y enseñanzas necesarias para acabar desenvolviéndose en el entorno. Este proceso conlleva cambios cerebrales que le harán **sentirse seguro junto a la mamá y desvalido sin ella.** Es un periodo sensible que dura unas cinco semanas en el caso del perro, varios meses en los primates y unas horas en los patos, como puso de manifiesto el conocido experimento de Konrad Lorenz, que mostró cómo un patito recién salido del huevo sigue a su madre u otro ser que se mueva en su campo visual, fenómeno conocido como *impronta*, siempre que tal movimiento se produzca en un periodo comprendido entre la decimotercera y la decimosexta hora después del nacimiento. Producida esta sensibilización, los patitos seguirán al objeto y se acurrucarán contra él para dormir. A partir de entonces ya no se alejan, exploran su mundo siempre en las proximidades de su madre. Y a partir de entonces ella adquiere una función tranquilizadora. Si se ven privados de ella, los patitos presentan síntomas de estrés, se ponen a correr en todas direcciones, tropiezan, dejan de comer y beber, no pueden dormir… En esas circunstancias, cualquier otro estímulo solo sirve para aumentar el desasosiego. Bien, los humanos somos mucho más complejos que esto, pero algunas madres notan periodos en los que su bebé presenta marcada ansiedad de separación, en los que tendremos que aplicar dinámicas progresivas respetuosas para madre e hijo que permitan una separación saludable cuando sea necesaria. Cuanto más grande sea el niño y mejor comprenda las situaciones, más fácil será, y si ha creado apegos sanos con más familiares muy presentes en su cuidado además de la madre, esta situación también se verá facilitada.

El cariño de su madre o cuidador principal no es negociable porque es el principal factor protector del adecuado desarrollo madurativo del pequeño. Te lo argumento con datos de experimentos en animales, que, por supuesto, no podrían hacerse en humanos, pero sí que existen datos que reflejan esta realidad en casos desgraciados de niños que fueron atendidos negligentemente con consecuencias graves para su salud mental y desarrollo cerebral. Harlow lideró experimentos en primates en los que separó a las crías de sus madres para estudiar los procesos de aprendizaje sin interferencia de estas, en condiciones de laboratorio. Se los colocó en unas jaulas exactamente iguales, asignando unos horarios estrictos de luz y oscuridad, unas raciones idénticas de comida y bebida, y fueron separados de las madres macaco estrictamente en el mismo momento. Este amargo experimento dio mucha información útil, que nos aporta grandes revelaciones hoy en día, para padres y cuidadores infantiles en instituciones, ya que los monos privados del contacto materno comenzaron a presentar problemas psicológicos graves. Algo más de una tercera parte de ellos se arrinconó en una esquina de la jaula y se mostró apático y triste; otro tercio desarrolló conductas agresivas atacando a sus cuidadores y a otros monos, se mostraban ansiosos, moviéndose incesantemente dentro de su jaula; los restantes llegaron a morir de angustia o pena. Este hallazgo fue tan importante que Harlow dedicó el resto de su carrera a estudiar la importancia del apego.

En humanos no se han hecho estudios de este tipo por razones éticas, pero sí se han observado casos en los que ocurrió por desatención de los padres. Se trata de niños criados en orfanatos con nula estimulación ni continuidad en la presencia de un adulto referente. Se vio en estos niños lo que se describió como *depresión anaclítica* (depresión grave que se observa en bebés y niños pequeños que han experimentado la separación prolongada de sus figuras de apego), cuyas consecuencias negativas provocaron, en no pocos casos, la muerte. **Tan relevante es el amor y el cariño que, en ausencia de él, morimos.**

En otros trabajos se ofreció a monos que no podían ver a su mamá un muñeco de trapo con el que pasar la noche. Admirablemente, estos monitos dormían abrazados a su muñeco de trapo y apenas experimentaron los descritos problemas psicológicos. Harlow quiso saber qué necesidad era más apremiante para el pequeño mono, el alimento o la seguridad, de forma que preparó un escenario de investigación en el que les ofrecía la posibilidad de dormir en una de dos jaulas: en la primera, un muñeco hecho de alambre sujetaba un biberón de leche caliente; en la segunda, solo estaba la mona de felpa. Aunque las crías de mono no habían comido nada desde hacía horas, todos los bebés elegían, día tras día, renunciar al alimento y pasar la noche con su mamá de trapo, para cubrir la **necesidad biológica de sentirse a salvo**. Los monos pasaban la mayor parte del tiempo con la madre de tela. Solo se iban con la madre de alambre cuando se encontraban hambrientos para regresar inmediatamente a la de peluche. Si Harlow enseñaba a los monitos un objeto que les daba mucho miedo, corrían rápidamente a abrazarse a la madre de pelito. Así que, si te parece que tu bebé mama por la noche no por hambre sino por afecto, no te sorprendas, ese comportamiento ha sido evolutivamente elegido por selección natural.

¡Fíjate! Hay muestras desde hace tiempo en la literatura de estos efectos en humanos; te copio un extracto de la novela *Moby Dick* de Melville: «¡Oh, Señor! ¡Navegar con esta tripulación de paganos, que han recibido tan pocas caricias de una madre humana! Los parió la mar, plagada de tiburones».

La investigación ha demostrado que los niños que tienen padres no responsivos tienen una corteza prefrontal más delgada y unas amígdalas cerebrales (relacionadas con la supervivencia, pero también con el miedo o el estrés) más grandes. Una de las buenas noticias es que nuestro cerebro siempre tiende a la salud. Por muchas complicaciones que haya, a pesar de los trastornos, las dificultades y que el contexto donde se desarrolla el niño no sea el más apropiado, siempre está dispuesto a sanarse.

Acaricia a tu pequeñín, estás configurando su personalidad y forma de relacionarse con el mundo. La comunicación con el recién nacido es muy emocional. Pero ¿qué es una emoción? Una respuesta afectiva a un estímulo que puede ser interno o externo y que tiene una carga de significado positiva o negativa para el individuo. Desencadena activación neuronal y endocrina e influye en nuestra conducta y cognición. Y tu bebé ya viene cargado con las emociones básicas universales para empezar a funcionar: alegría, ira, tristeza, sorpresa, asco y miedo. Utiliza su nombre mirándole a los ojos: «Recuerda que el nombre de una persona es, para esa persona, el sonido más dulce y más importante en cualquier lengua» (Dale Carnegie).

Háblale mucho desde el principio. No te preocupes si no entiende las palabras, ya que para el significado emocional, el lenguaje verbal solo tiene un peso del 7 % según declara Albert Mehrabian. Esto deja el 93 % del peso del mensaje en aspectos que tu hijo sí sabrá diferenciar: tono de voz, cercanía, velocidad al hablar, intensidad de la respiración, tensión muscular, mímica facial, expresión de la mirada, etc. Además, se acostumbra a tus rutinas, las cuales le dan tranquilidad y su cerebro empieza a anticiparse a ellas. **El bebé se siente seguro cuando su cerebro sabe lo que va a pasar.** Y desde esa base podrá sacarle partido a una estimulación apropiada para su edad, desde la cercanía de su madre o persona de referencia.

Quiero recordarte la reflexión antes citada del doctor Siegel sobre responder con el cerebro integrado funcionalmente, es decir, con un equilibrio de activación entre cerebro inferior (emocional) y superior (racional), así como con una correcta influencia coordinada entre hemisferios. Los adultos, con su cerebro maduro, tendrán posibilidad de actuar con mayor facilidad desde esta integración que el niño, el cual, con su cerebro en desarrollo, tenderá a precisar que su adulto referente le ayude como guía para regularse (corregulación). Así que, por más difícil que nos parezca a veces, estamos en condiciones de ventaja y además nos toca ser ejemplo. La empatía del adulto dirigida al niño es una herramienta poderosa para que el cerebro racional y el cerebro emocional sintonicen, lo que crea un efecto calmante recíproco.

La buena noticia es que, mientras nos entrenamos los adultos cuidadores para cada vez responder de forma más calmada y respetuosa con los recursos cognitivos de los niños, en ese proceso estamos sirviendo de modelo a nuestros hijos y llegará un momento que notaremos avances en sus capacidades y superaremos algunas etapas madurativas. De forma que hasta cuando te parezca que te estás esforzando sin resultados, piensa que estás construyendo para el futuro. Estas medidas de crianza respetuosa pueden parecer menos rápidas a corto plazo, pero ayudan al desarrollo futuro de habilidades del niño. El enfoque de crianza de la Disciplina positiva comulga con dichas ideas y ofrece a los padres interesados en formarse multitud de herramientas para resolver las dificultades diarias en la educación de los hijos. Abordaremos más adelante este enfoque de crianza que se centra en enseñar desde el respeto mutuo y la comprensión, en lugar de recurrir a métodos punitivos o autoritarios.

Se han publicado datos de estudios que valoraron a bebés que habían experimentado un nivel de angustia superior a la media y que habían recibido menos contacto físico reconfortante en respuesta. Los resultados mostraron que esos niños, cuatro años después, se habían rezagado en cuanto a desarrollo biológico en comparación con los otros niños de la misma edad. Pero los investigadores descubrieron, además, que esos efectos negativos podían de hecho alterar la bioquímica de los infantes e influir en la expresión genética: la forma en que sus genes se activaban en lo que se conoce como regulación epigenética, lo que explica cambios en la expresión de los genes según la influencia del ambiente. Esto revela que **TRAEMOS UNA PREDISPOSICIÓN GENÉTICA** pero que **ESTA PUEDE SER MODULADA POR EL CARIÑO QUE RECIBIMOS DE NUESTRA MADRE**. Ahí tienes otro superpoder. Varios estudios revelan que los bebés hospitalizados se curan y desarrollan mucho más deprisa cuando se los sostiene en brazos, método conocido como el de *madre canguro*. En este caso, el contacto piel con piel no solo ofrece consuelo, sino que literalmente cura y propicia el desarrollo. Es más, el neurocientífico James Coan ha realizado experimentos que demuestran que una persona que recibe un shock comunicará menos angustia, e incluso menos dolor físico, cuando una figura de apego, en este caso su pareja sentimental, simplemente la coja de la mano.

Entender el cerebro del niño también nos lleva a ver la actividad recreativa como fuente de aprendizaje. Y por ello, igual que intentamos no interrumpir los ciclos de sueño de nuestros hijos (llegando casi a vivir con el dogma de que las siestas son sagradas), también es importante no interrumpir al niño cuando esté concentrado, porque muchas habilidades para enfrentar problemas se aprenden a través de la experiencia autodirigida: el juego. «Jugar es la manera preferida de nuestro cerebro de aprender» (Ackerman). «Nunca desmotives a alguien que está progresando, por muy despacio que lo haga» (Platón). El juego crea aprendizaje y va abriendo camino al refuerzo de redes cerebrales. Estas habilidades están muy relacionadas con el éxito tanto escolar como en la vida, como defiende Susan J. Oliver, directora ejecutiva de Playing for Keeps, una organización sin fines de lucro para la promoción de la importancia del juego. Cualidades como determinación, curiosidad, autocontrol, optimismo y conciencia se aprenden mejor mediante la creación de entornos que las promuevan y alienten, como reflexiona Paul Tough en su libro *Cómo hacer que los niños triunfen*. **La infancia es el jardín en el que jugaremos de mayores**. Los estudios de Stuart Brown con asesinos del corredor de la muerte llegaban a la conclusión de que a todos ellos se les privó del juego en su infancia (entre otras negligencias y abusos). ¡Así de importante es! «Jugar para un niño y una niña es la posibilidad de recortar un trocito de mundo y manipularlo para entenderlo» (Francesco Tonucci).

Querer **respetar esos momentos de concentración e interés genuino** me ha llevado a situaciones como llegar a casa (y todos sabemos las ganas que solemos tener de volver al hogar) y, en vez de entrar, cederle las llaves a mi hija de un año y medio, las cuales me pide con ilusión de ser ella quien abra la puerta, lo que acaba suponiendo un rato de observación de sus intentos hasta que termina pidiéndome que abra yo. Sé que si es ella la que lo solicita, siempre que se lo pueda dar de buen grado, le hará bien. Cuando cuento estos ejemplos no quiero que te imagines una vida ideal en la que yo tengo todo el tiempo del mundo y más paciencia que el Santo Job, son detalles que me vienen a la mente, los cuales, por supuesto, ocurren en medio de un día real donde también hay momentos de prisas y cansancio.

Sin olvidarnos a nosotras mismas en el proceso

Querida mamá cansada, te digo una cosa: cuando sientas que no estás llegando a todo, sé compasiva contigo misma y entiende que estás dando todo lo que en ese momento, en esas circunstancias, con esa energía, puedes dar. Cuanto más ayudada te sientas y más respaldada te veas, mejor podrá ser el cuidado que ofreces, pero lo que puedes proveer en cada situación está bien y es válido, porque es todo lo que tienes desde la posición en la que te encuentras. Una madre alegre y con apoyo podrá mantener el sosiego cuando la situación lo requiera mucho más a menudo que una madre saturada.

Y, por otro lado, me gustaría contarte que esta observación exhaustiva emocional que hacen los hijos de sus cuidadores nos da otra ventana de oportunidad para su estimulación cognitiva. Resulta que lo más importante no es prepararle la última novedad en actividades de estimulación para bebés que hemos visto en Instagram (lo cual podría ser un buen complemento, pero no es lo principal), sino que involucrar al niño en nuestras actividades cotidianas, teniéndole en cuenta, hablándole, mirándole, permitiéndole participar, adaptando a él o ella los tiempos y brindándole la ayuda y protección que precise, será lo que más ilusión le haga, lo verás en su cara.

Estoy de acuerdo en que no todas las actividades que realizamos pueden llevarse a cabo con el niño sin que se vuelvan interminables, caóticas o incluso peligrosas. Sin embargo, sabiendo esto, sería bueno reservar parte del tiempo que pasamos con el infante para realizar tareas habituales con él, ya sea bañar al perro, poner una lavadora o preparar una merienda. Otra ventaja de hacer esto es que estaremos incentivando el espíritu colaborador en las tareas familiares por parte del pequeño. Si añadimos una buena sonrisa, un poco de exageración, quizá algo de canto y baile a la tarea, toda actividad es potencialmente transformable en un juego. Y desde el juego, tenemos la colaboración del niño asegurada.

Cuando yo alguna vez dudo que pueda hacer lúdica alguna actividad para mi hija, evoco al magnífico director de cine Roberto Benigni, que escribió, dirigió y protagonizó la espectacular película *La vida es bella* en la que muestra cómo un padre es capaz de transformar en la mente de su hijo incluso la vida en un campo de concentración nazi en un juego multitudinario en el que había que ganar puntos y mantenerse escondido. Al rememorar tan emocionante historia, me siento capaz de volver recreativa cualquier actividad para mi hija. No siempre me funciona, pero he de decirte que más de una vez me ha salvado cantar lo que vamos a hacer y bailar como si vestirse fuera la actividad más divertida del mundo, lavarle los dientes a un muñeco para que a continuación se los quisiera lavar ella o jugar con las sombras mientras caminamos para seguir avanzando (eso sí, el tiempo se ha vuelto más que relativo). Además, no siempre se entretendrá con sus juguetes mientras tú haces otras cosas (en mi caso, casi nunca), sino que notarás, según vaya creciendo, que está más interesado en hacer lo que tú estás realizando o manipular justo los objetos que tú tienes entre manos. Ocurre así porque estos son comportamientos que aseguran su supervivencia, puesto que le brindan tu atención, y además le permiten aprender tareas relevantes para la vida cotidiana. Y es que se fijan en aquello que atrae la atención de sus referentes. Aún recuerdo que monté la sillita para la bici con mi hija de un año y medio delante, y cuando yo solté las instrucciones, la descubrí cogiéndolas y observándolas con atención imitando mi gesto, quedándose un rato parada como si leyera.

Es verdad que hay momentos en los que esto se hace cuesta arriba, véanse los siguientes ejemplos: mi hijo lo tira todo por los aires muy enfadado, son las cinco de la tarde y aún no he ni comido, no sé si hoy tendré apoyo para poder sacar unos minutos para ducharme, llevo seis horas haciéndolo todo con mi hija en brazos porque hoy no consiente que la suelte, esta noche prácticamente no he dormido una hora seguida, etc. Admito que en esas situaciones será más difícil acompañar la emoción del pequeño sin contagiarnos de su irritabilidad y transformar el instante en un juego, pero si lo conseguimos, nos estaremos facilitando la vida a nosotras mismas. Desde luego, con menos cansancio y con apoyo sale mejor, pero en este entrenamiento vital nuestras propias habilidades se van reforzando sobre todo si hacemos una buena reflexión de lo que más nos funciona, fluyendo de forma dinámica con nuestros pequeños éxitos y fracasos, y adaptándonos continuamente a un fenómeno cambiante según madura el niño y aprende la madre. **PERMÍTETE NO HACERLO PERFECTO para seguir teniendo energía y no dejar de intentarlo.**

Digo que puede ser más costoso en ocasiones no contagiarnos del desasosiego del niño porque **las mismas neuronas espejo que ayudan a nuestro pequeño a aprender de nosotras nos hacen a las madres contagiarnos de su emoción.** Lo cual, bien utilizado, nos ayudará a la conexión y la empatía, pero, cuando predomina el agotamiento, nos puede situar en un punto en el que somos peor sostén emocional porque rondamos el desborde. Nosotras somos la adulta referente, y eso permitirá que en la mayoría de los casos podamos ser capaces de sostener nuestra propia emoción y la del infante. Pero si está empezando a no ser así, hemos de saber verlo para aportarnos el cuidado que precisemos (pedir ayuda, compartir tareas, desahogarnos, reestructurar rutinas y actividades nutritivas física, cognitiva y emocionalmente). Los inicios de la crianza pueden resultar abrumadores, pero están llenos de aprendizajes. Como todo en esta vida, nos sentimos más cómodos ante habilidades nuevas al realizarlas por segunda o tercera vez, pero estas no llegan si no pasamos por los primeros intentos. Busquemos el apoyo necesario al principio, y además **reconozcámonos el rol de aprendiz** para poder ir sintiéndonos progresivamente un poquito más expertas en las necesidades de nuestro propio retoño, ya que la relación con él o ella es única y se construye entre los dos. Cabe destacar la influencia del rol del otro progenitor, quien también está aprendiendo a ocupar su lugar en esta nueva forma de relación.

Cuanto más tranquilas estemos con las rutinas que establezcamos, mejor las aceptará el pequeño, porque el bebé sobre todo necesita sentir el palpitar del corazón de su madre de forma calmada, y para ello ha de estar cerca de ella y ella ha de sentirse en paz. Y esto para cada díada mamá-bebé es diferente: para algunas será permaneciendo mucho tiempo en casa, para otras estableciendo rutinas de salidas... Además, esto mismo podrá ser evolutivo con el paso de los meses. **Lo importante no es hacer lo que una pensaba que haría antes de que el bebé naciera, o lo que espera mi pareja o mi jefe, sino lo que mejor le va en el presente a la relación mamá-bebé.** Transita ese momento vigente con calma, no te quieras adelantar. El vivir según las necesidades actuales te llevará a construir el futuro y preparar las situaciones evolutivas posteriores.

La influencia de nuestras emociones en nuestros hijos

A veces es más fácil conectar con un bebé de temperamento similar o compatible con el nuestro, pero el cóctel de los genes hará su labor para presentar al mundo a una personita única y singular, a la que aprenderemos a dar lo que precisa poco a poco según la vayamos conociendo, y nos costará menos darle lo que más encaje con nosotras y un poco más lo que nos sea más dispar. Nuestra propia interacción con el peque irá favoreciendo ciertas reacciones porque le hará esperar ciertos resultados según sea nuestra respuesta. Otro regalo vital que bien aprovechado nos abrirá la mente y flexibilizará nuestro pensamiento.

Antes de ser madre presencié curiosas reacciones en los bebés de mis amigos, te cuento dos ejemplos. Estaba visitando a unos amigos y su hija de pocos meses estaba con ellos, ocurrió un ruido fuerte que puso alerta a la niña, y su primera reacción fue mirar a su papá que estaba a su lado, para evaluar su actuación; como vio que su papá estaba tranquilo y además se dedicó a transmitirle sosiego con la mirada, la actitud corporal y el tono de voz con el que se dirigió hacia ella, pronto estaba sonriendo y dejando pasar el susto. Y en otra visita similar a otro matrimonio, otra bebita recibió un golpecito en la cabeza, no muy doloroso, jugando con su padre, lo que le dejó una expresión de sorpresa que podría haber evolucionado a llanto por el susto si no hubiera sido por la reacción del padre, que le mostró una amplia sonrisa y siguió con actitud de juego protegiéndole la cabecita. Otro ejemplo, más grave, que no viví, sino que leí, fue el de un niño que tuvo un fuerte accidente de coche viajando con su madre. Ambos sufrieron graves lesiones, pero se recuperaron bien. Al preguntarle al niño, para valorar su integración del evento, qué fue lo que más le asustó, respondió que ver la cara de miedo de su madre cuando volvió la mirada atrás para comprobar la integridad de su hijo. Fijaos, si nos asustamos cuando se caen, ¡los estamos asustando! No quiero que con esto nadie se sienta culpable, es totalmente natural, pero tengamos la información para tener más poder.

El contagio emocional guiado por el GPS interno del bebé previamente mencionado llega hasta puntos tales como los siguientes:

- Un bebé se da un golpe o se cae y busca la cara de su mamá para saber si la situación es tan preocupante como para llorar.
- Un niño de un año y medio se frustra porque no consigue expresar con palabras lo que quiere decir y se acaba cal-

mando porque su madre sostiene su emoción y le habla dulcemente diciéndole que no está entendiendo lo que quiere, pero va a intentar averiguarlo.

- Esta misma mamá, en un momento de mayor cansancio, prisa o sensación de que todo está sin acabar, podría reaccionar desesperándose ante la frustración comunicativa del niño y decirle con irritación: «No te entiendo, no sé lo que quieres y no puedo más». A lo que seguramente el infante responderá con mayor llanto y desesperación.

El niño interioriza la seguridad que percibe en sus padres para construir su propia base de seguridad. Hay estudios en los que se coloca a un bebé que gatea sobre una superficie que deja ver delante de él un precipicio cubierto por un cristal encima del cual se ha colocado estratégicamente un juguete. Si su madre, colocada en el otro extremo, le transmite expresiones de miedo, el bebé no cruza; sin embargo, cuando la madre le anima y le transmite seguridad y alegría, los lactantes se atreven a avanzar hasta el juguete. Hay datos publicados que describen cómo los niños pequeños, durante la Segunda Guerra Mundial, ante los bombardeos, no miraban al cielo, sino que buscaban la expresión de sus padres para saber si se tenían que asustar o no... Esto puede explicar también el gusto o rechazo por animales, otras personas, objetos o lugares, según la emocionalidad percibida por el bebé en sus figuras de apego. A mi hija le daba miedo el sonido de un toldo que tenemos en casa cuando era zarandeado por el viento, entendí que necesitaba mi acompañamiento para normalizar aquel estímulo y, a base de calmarla ante ese ruido y explicárselo, ya consigue estar tranquila cuando ocurre, e incluso lo señala como explicándome a mí que el sonido procede del toldo. Darme cuenta de que los ruidos fuertes la pueden asustar me ha hecho adelantarme en otras ocasiones; por ejemplo, antes de encender el secador, la aviso de que va a sonar fuerte y se lo muestro por un corto periodo de tiempo para que se pueda preparar y apartar si así lo prefiere. Esto es importante las primeras veces, y luego deja de necesitarlo. Cada mami ha de observar las peculiaridades de su peque.

Está muy bien conseguir que el susto no llegue a mayores cuando sea posible, pero si irremediablemente ya ha ocurrido algo que ha asustado al niño, ¿qué hacemos? Es el momento de estar presente para ser su cobijo y que recupere la calma a tu lado, y, a posteriori, adaptándote a su edad y nivel de comprensión (en el cual tú eres la mayor experta ya que estáis siempre juntos), lo único que tienes que hacer es ayudar a tu hijo a hablar de lo que ha visto y de lo que ha sentido. **Cuando una persona asustada habla y describe lo sucedido, su hemisferio izquierdo (en el que se procesa el lenguaje) comienza a comunicarse con el hemisferio derecho.** De esa manera tan sencilla estarás facilitando que la parte verbal y lógica de su cerebro ayude a la parte visual y emotiva a superar la experiencia. A este proceso se le llama integrar la experiencia traumática. El niño recordará el suceso, pero ya no lo vivirá con la misma angustia. Para hacer esto, hemos de estar calmadas, porque consiste en centrarse en lo que el niño necesita sin interferencias, y dependiendo de qué sea lo que haya pasado y cómo de implicadas estemos, podríamos no tener la mejor disposición; en ese caso, mejor que intervenga otro adulto referente, si está disponible, hasta que nosotras podamos templar nuestro ánimo. Igualmente, si es la situación o la escena lo que está desapacible, separaremos al niño de ese entorno para ayudarle a integrar la experiencia en su cerebro de forma saludable. Y volveremos a sacarle el tema desde la total calma en días posteriores.

Es totalmente normal que alguna vez el cuidador principal no se encuentre con la fortaleza de dar la mejor respuesta. Con esta reflexión solo pretendo que nos enfoquemos en nuestra influencia en la resolución de estas situaciones, ya que si la madre cansada consigue sostener y acompañar la emoción del niño, la explosión será menor, y esto ayudará a que no siga aumentando el círculo vicioso de agotamiento de ella y frustración del niño.

Traduce para ti misma esos días en los que ya no puedes más con el llanto en una alarma interna que te está pidiendo no prescindir del autocuidado y la búsqueda de apoyo para poder seguir. Un momento de sosiego te ayudará a redirigir emociones y pensamientos con mayor facilidad. También recuerda la serenidad de la madre pájaro en mitad de la tormenta para decirte a ti misma: esto pasará, y, en ocasiones, en pocos minutos las cosas van de otra manera, en cuanto decides dedicarte a lo principal y posponer todo lo demás. **Que lo importante sea siempre lo más importante.**

Teniendo esto en cuenta, ante una rabieta o situación emocional desagradable descontrolada del niño, lo más importante de todo no será reconocer su emoción, hablarle a su altura, darle su espacio ofreciendo al mismo tiempo cercanía, etc. (siendo todos ellos buenos consejos), sino que lo más relevante, y por lo que hay que empezar y a partir de ahí introducir lo demás, es mantener tú misma o tú mismo la calma. Pero me refiero a mantenerla de verdad, a sentir tranquilidad, no a reprimir la expresión corporal de rabia, vergüenza o enfado. Porque, cuando de verdad sentimos calma y no rechazamos lo que está ocurriendo, sino que deseamos estar disponibles para nuestro hijo en ese momento, el niño lo notará con su GPS interno y comenzará a bajar la intensidad de su manifestación comportamental, lo que ayudará a la comunicación entre ambos. Para llegar a ello hemos de cambiar el foco de mirada a la rabieta. Si conseguimos no percibir el comportamiento del niño como un reto, sino como una petición de ayuda, como una manifestación de falta de recursos para dominar la situación, posiblemente nuestra emoción al respecto cambie… Y según nos sintamos, pensaremos y actuaremos. Y claro, esto muchas veces no es nada fácil, por ejemplo, cuando el niño está agrediendo a su hermano o tirando un objeto frágil, pero desde esta mirada podremos tomar todas esas circunstancias como maravillosas oportunidades de entrenamiento.

¿Por qué digo que no es suficiente con fingir calma, sino que hay que sentirla? Porque el GPS del niño es muy sensible al lenguaje no verbal, el cual es el más difícil de camuflar. De manera que, si le hablas de forma más o menos calmada pero el niño ve un ceño fruncido, los hombros tensos o la respiración acelerada, no podrá calmarse, sus neuronas espejo le seguirán transmitiendo sensación de alerta. Aun así, no es mal comienzo intentar parecer más tranquilo de lo que uno está, porque tu propio mensaje corporal te trasmitirá a ti mismo una información que te puede ayudar a ir bajando revoluciones. Recordemos la frase de la doctora Castellanos *el organismo esculpe el cerebro*. Esto habla de que, si consigues respirar profundo y lento, inspirando con conciencia por la nariz, destensar los hombros, relajar las facciones y modular la voz, todo ello mandará un mensaje químico interno a los centros cerebrales que utilizamos para el procesamiento emocional.

La comunicación con nuestros hijos

La comunicación no verbal sirve para la supervivencia: es la forma que tienen los bebés para comunicar sus necesidades a sus cuidadores. Pero, según vamos creciendo, nos sirve para matizar nuestras relaciones sociales, permitiéndonos expresar y percibir emociones, actitudes e intenciones, manejar impresiones, validar o contradecir mensajes verbales.

Traducir el llanto de tu hijo tiene muchos beneficios. Tú y tu entorno lo viviréis con menos ansiedad porque, en vez de vivirlo todas las veces como una exigencia por potencial sufrimiento, lo verás como un **enunciado de una necesidad que el pequeño aún no sabe expresar de otra manera**. Ese cambio te hace responderle en un tono diferente. Y a base de escucharte cosas como *tienes hambre, ¿verdad?*, *¿tiene mi niño calor?*, *¿te has hecho pipí?*, etc., estarás contribuyendo a su exposición al lenguaje y estímulo de comunicación. Cuando se propone a los padres que usen estrategias de mentalización para entender las emociones del niño y las propias y poder ponerles palabras, nos estamos refiriendo justo a esto. Tanto el llanto como los comportamientos del niño son su manera de comunicarse con nosotros; por lo tanto, atendamos a lo que nos quieren decir y no contribuyamos a su frustración, ya que esto solo provocará la nuestra propia. La paternidad es un continuo entrenamiento de mentalización.

Por ejemplo, hay niños que lloran al entrar en la bañera, hasta que se calman y empiezan a disfrutar para volver a llorar por no querer salir. Pues seremos flexibles en la medida que podamos, pero cuando llegue ese llanto acompañaremos desde la firmeza protectora y empática y expresaremos nuestro entendimiento de sus emociones con tono calmado para modelar otra forma de expresarse que acabará llegando con los años. Responder con empatía a los sentimientos del niño no solo hace que este entienda que sus sentimientos son reales, sino que también ayuda a que se calme. **El apego seguro implica una buena capacidad de mentalización del adulto**, mientras que el apego inseguro va a suponer un grado elevado de alexitimia (incapacidad para identificar y gestionar las emociones). ¿Y cómo pretendes leer bien, permitir, validar, y responder de forma constructiva ante las emociones de tu hijo si no te permites a ti ciertas emociones o las gestionas de forma dañina? El autocuidado empieza por validar las emociones propias. Curiosamente, **el camino de la crianza puede llevarnos a querernos mejor a nosotras mismas.**

La mentalización consiste, como te he contado previamente, en poner palabras a los afectos y a las emociones que están experimentando nuestros hijos. Podemos definir la *teoría de la mente* como la capacidad que tienen las personas para ponerse en el lugar de los demás e interpretar sus pensamientos, emociones, creencias e intenciones. Nos permite poder predecir de manera más acertada la conducta de los demás. Se suele adquirir en torno a los cinco años, y se lo estaremos facilitando a nuestros hijos desde antes a base de hacerles sentir entendidos por nuestro uso de esa misma capacidad de empatía / comprensión hacia ellos. Los estudios científicos llegan a la conclusión de que la empatía supone una activación en el giro supramarginal. Si dicha zona del cerebro superior no está suficientemente madura, el niño interpretará de manera inconsciente que los demás sienten y piensan igual que él, mediante el llamado sesgo emocional egocéntrico propio de la infancia temprana. Primero se enfocarán en sus propias emociones y pensamientos para con el tiempo darse cuenta de que los demás tienen los suyos propios. Acerca del apego seguro y la importancia de la mentalización seguiré hablando más adelante.

A partir de los seis meses los bebés van adquiriendo más consciencia de las emociones y sensaciones que experimentan gracias a la traducción contingente de sus padres. Podemos aprovechar el hecho de que se contagien de las emociones y que no puedan diferenciar que cada persona tiene las suyas para servirles de espejo emocional y transmitirles calma con todas nuestras armas (mirada, expresiones, lenguaje, velocidad de movimiento, postura corporal, tono de voz, cercanía, ritmo de la respiración, etc.). Aprendizaje de vida que podemos extrapolar a nuestras relaciones con los adultos, porque, aunque ellos tengan el cerebro más maduro, siguen siendo sensibles a estos estímulos. Al igual que nosotras, especialmente en este periodo que nos brinda este baño de conciencia sobre ello.

Una vez que crezca y ya te diga alguna palabra, podrás seguir con la dinámica de parafrasear lo que te transmite, pero ya ampliando las frases para exponerlo progresivamente a las estructuras gramaticales y a un vocabulario más amplio. Eso sí, si aún expresa más de una cosa a diario con el llanto, acéptalo con estoicismo, porque aún no tendrá el lenguaje tan madurado como nos podríamos creer, y enfadarnos por ello no ayudará a que esa fase pase antes. **El parafraseo nunca ha de hacerse como corrección sino como signo de conexión y escucha para que tenga un efecto positivo en el niño** y le anime a seguir comunicándose, activando su circuito de recompensa mediante las consecuencias de ver entendido su mensaje. Parte del mito de los **«terribles dos años» va de no entender lo que el niño nos está queriendo decir y la baja tolerancia a la frustración tanto del niño ante esa situación como del adulto ante el constante reto que sigue ocurriendo, aunque tengamos prisa o veinte mil cosas entre manos.** Ello además coincide con el descubrimiento de la autodeterminación de la pequeña personita que usará el «no» cuantas veces necesite para acabar de desarrollarlo. Recuerdo a Marisa Moya nombrando este comportamiento como una BUENA NOTICIA al respecto de la maduración cerebral del niño.

Nuestro hijo se comunica con nosotros desde que nace. Nos percataremos de las primeras protoconversaciones que desarrollamos con ellos; por ejemplo, al vernos compartiendo nuestra atención sobre algo con él, quizá notamos que mira algo y aprovechamos para nombrárselo sin interrumpir su proceso, pero sumándonos a su actividad. Y con el tiempo será el crío quien nos señale algo para sentir el placer de coincidir con nosotros en la atención hacia un estímulo determinado. Es relevante conocer la progresión de los avances de tu hijo. Y no me refiero a una tabla de medias de edades a las que se consiguen los hitos del desarrollo (esto déjalo en manos del pediatra), sino a observar de forma personalizada los avances de tu pequeño y los cambios que puedes ver semana tras semana y mes tras mes. Ya que aprender a caminar o a hablar no es cuestión de un día, sino que son procesos, y ganará destreza, resistencia y fiabilidad en ellos a base del uso repetido de la función y con el moldeamiento de nuestro acompañamiento respetuoso. Igual que desde los primeros pasos no abandonaremos del todo el carrito pensando que ya puede caminar distancias largas, veremos cómo otras facultades mentales también se desarrollarán progresivamente y nosotros estaremos interactuando como escultores de ellas según respondamos en nuestras interacciones con el infante.

Los aprendizajes del niño vistos como procesos

Para un niño pequeño, realizar tareas relativamente sencillas como vestirse o guardar sus juguetes puede ser muy complicado. Estas y otras muchas tareas están compuestas de pasos pequeños que el niño tiene que realizar encadenadamente, y eso puede ser exigente para el nivel de desarrollo de sus funciones ejecutivas (las cuales dependen en gran medida de la corteza prefrontal que está encargada además de la regulación emocional). Para ayudar al niño a llevar la batuta del presente con menor distracción y frustración podemos ofrecerle algunos apoyos, como ir dándole instrucciones, paso a paso, cantar o ponérselo más fácil al dividir una tarea más compleja en pasos más pequeños.

Antes de que estudios neurocientíficos le dieran la razón, María Montessori, mediante la calmada y minuciosa observación de los niños en un ambiente preparado, ya describió una serie de periodos sensibles que iremos observando en nuestros hijos. Verás que tu hijo se fascina y atrapa progresivamente en tareas en relación al orden, el lenguaje, las habilidades sensoriales, el movimiento y las habilidades sociales. Cada periodo dura el tiempo que ese niño en particular precisa, y pasa a otra afición cuando siente saciado el aprendizaje. Es cuestión de seguir los intereses que le veamos, y favorecerle dicha exploración, porque cuando es una inclinación genuina del niño es cuando más lo necesita y más se enriquecerá de ello.

Las mismas neuronas espejo que les ayudan a aprender y a contagiarse de nuestras emociones te permitirán enseñarle algunos gestos comunicativos, ya sean espontáneos o por ejemplo el método de lengua de signos para bebés, para facilitar así la intención comunicativa del niño, especialmente a partir del añito. El doctor García desarrolló un método simplificado de la lengua de signos americana basado en la realización de signos intuitivos con el propósito de dar una herramienta a los bebés, a través de sus padres, para que fueran capaces de resolver sus problemas de comunicación por sí mismos. **Favorecer la comunicación temprana de un bebé es un estímulo para la inteligencia, le propiciará autonomía, curiosidad, y le acercar a una forma primaria de socialización.** Si le enseñamos a usar signos, estos pueden darnos pistas sobre las palabras que el niño está tratando de pronunciar. Los estudios de las doctoras Linda Acredolo y Susan Goodwyn, de la Universidad de California, durante las décadas de los ochenta y noventa, demostraron que los niños oyentes que aprendieron lengua de signos también mostraron mayor facilidad de adquisición del lenguaje verbal, lo cual ayudó a un desarrollo más precoz de habilidades cognitivas como la memoria, la categorización y la simbolización.

Todos los procesos del día a día conllevan aprendizaje y así pueden ser aprovechados: vestirse, bañarse, alimentarse... Cualquier madre que ha hecho un curso de *Baby Led Weaning* (BLW) sabe que alimentar con sólidos no solo es comer, también es explorar olores, texturas, sabores, colores, tamaños, desarrollar psicomotricidad fina, juego, interacción, concentración, toma de decisiones, resolución de problemas, etc.

Con el paso del tiempo, las figuras de apego principales serán fundamentales en diversas situaciones emocionales complejas que surgirán a lo largo del desarrollo del niño. En situaciones que requerirán heterorregulación, estas figuras actuarán como guías para regular la conducta del niño, ayudándole a comprender cómo manejar sus emociones, resolver problemas y cumplir con las normas.

Si dichos eventos no son resueltos de manera satisfactoria por parte de las figuras de apego principales, el niño internalizará que el problema no es de sus padres, sino suyo. Debido a la fase egocéntrica de los niños y a que siempre perciben a sus padres como perfectos, se atribuirán a ellos mismos la culpa de no haber resuelto el conflicto o la situación emocional. **Guerrero explica que, si el niño pequeño tiene que elegir entre *mis padres no son perfectos* o *yo no valgo*, en todas las circunstancias elegiría la**

segunda. El niño hace todo lo que está en sus manos para mantenerse apegado a sus padres, condicionará su comportamiento para sentirse visto por sus padres (incluso aunque sea desde el mal comportamiento) antes que poner en riesgo el vínculo emocional con ellos, pues de ello depende su supervivencia.

A medida que tu hijo crezca, sigue cuidando su neuroplasticidad cerebral. Por ejemplo, si pasa varias horas al día de forma habitual utilizando videojuegos de violencia, has de saber que ello formará parte de sus esquemas mentales, creando reales circuitos cerebrales activados con esa temática. Además, los niños que pasan demasiado tiempo con pantallas se pierden oportunidades de interacción con otras personas, y para el cerebro humano no hay un estímulo más complejo que un igual. Interpretar las inflexiones de la voz, las microexpresiones faciales, la gramática de las frases, sus gestos y silencios para poder dilucidar motivaciones o segundas intenciones de otro individuo es un desafío único.

Cada vez hay más estudios que refuerzan la idea de que **la comunicación entre padres e hijos es la principal vía de desarrollo intelectual** durante los primeros años de vida. **Transmitimos estilos de pensamiento**. De esta manera, la forma de organizar los recuerdos, de elaborar historias o de pensar acerca del futuro se transmite de padres a hijos, lo que contribuye de una manera inestimable a su desarrollo intelectual. La memoria, la concentración, la abstracción, el conocimiento del medio, la autorregulación y el propio lenguaje necesitan de la comunicación y el ejemplo para llegar a desarrollarse.

Un vínculo positivo y seguro es necesario para el desarrollo cerebral del niño, porque la confianza en sí mismo y en el mundo en el que vive constituyen los cimientos de una buena inteligencia emocional. Es dar raíces y alas, como declara Guerrero. Para lograrlo, abrázalo y bésalo con frecuencia, pasa tiempo de calidad juntos y según vaya creciendo conversa con él de una manera recíproca, evita traicionar su confianza y hazlo sentir una persona valiosa y excepcional.

Numerosos trabajos de investigación reflejan que **la inteligencia emocional** (capacidad de las personas para identificar, comprender, manejar y regular tanto sus propias emociones como las emociones de los demás) **puede ser entrenada** (McKinley, 2015; Weng, 2008). Y la maternidad, sin duda, es un curso acelerado e intensivo. Porque no hay nada como la práctica diaria para el desarrollo de una habilidad. «Aprender música leyendo teoría musical es como hacer el amor por correo» (Luciano Pavarotti). Y como todo aprendizaje, tiene una progresión: primero no tienes la habilidad y has de poner mucha conciencia, y este paso es necesario para avanzar hacia momentos posteriores en los que casi inconscientemente te encuentres siendo muy hábil. Actualmente muchas madres buscan recursos para educar emocionalmente a sus hijos, lo que, todo sea dicho, nos va genial para sumarnos nosotras a la reflexión, ya que cuanto más hablemos de emociones, mejor las entenderemos.

Bienvenida al fascinante reto de la crianza del *Homo sapiens sapiens*. Disfrútalo, eso sí, quitándole presión, porque es como mejor te saldrá. Y recuerda lo más importante: «Si quieres que crezca su cerebro, alimenta su corazón» (Siegel y Payne, 2012). Y ya que habrá sincronía entre tu corazón y el suyo, no te olvides de alimentar el propio.

La mirada de la madre al niño

- El llanto como petición de ayuda.
- Educar sin castigos ni recompensas desde la Disciplina positiva.
- Etiquetas: profecía autocumplida.
- ¿Qué busca el niño con su mal comportamiento?
- Cómo acompañar al niño en una situación de estrés.

Muchas madres sienten el impulso de formarse en métodos de crianza y educación a los hijos, para complementar, mejorar o renovar la propia forma de hacer familiar, que es la que aprendimos de pequeñas cuando estábamos empezando a vivir. En mi caso, ya durante la búsqueda de embarazo tuve un gran impulso de leer, escuchar y aprender, no solo sobre cuidados al recién nacido, sino acerca de cómo ser el mejor acompañamiento para el desarrollo de mi hija. Y me alegro mucho de ello, porque desde el principio he tenido muy en cuenta la importancia del apego y la conexión madre-hijo como base de aprendizaje y despegue posterior con acompañamiento de todas las idas y vueltas que el niño precise.

Crianza respetuosa

A todas las que habéis optado por una mirada respetuosa hacia el desarrollo del pequeño, bravo por elegir este camino, exigente para la madre (y padre), pero con hermosos frutos a largo plazo. Esto puede hacer que tu hijo, acostumbrado a un trato atento a sus necesidades y preferencias, no reaccione bien, por ejemplo, cuando otro adulto (aunque sea con buenas intenciones) lo coja en contra de su voluntad sin previo aviso. Pero ahí estaremos nosotras para dar entendimiento y acompañamiento a la situación.

Una madre con este enfoque potenciará la comunicación con su hijo: aprender progresivamente a leer sus necesidades, estados de ánimo y preferencias, así como darle herramientas para comunicarse mediante el modelado espontáneo de expresiones faciales, gestos, sonidos, y después palabras.

Mírale a los ojos, que se sienta visto. Y cuando haya crecido y ya camine, agáchate para hablarle o recibirle todas las veces que puedas, comprobarás el aumento de conexión que esto te brinda. Acompáñalo también con conexión táctil, que sienta tu calidez. Háblale despacio y con voz dulce, utiliza su nombre con cariño. Baja tu ritmo, acompaña sus emociones, conecta y acompásate. Que te perciba con todos los sentidos, que todo tu cuerpo le diga *estoy aquí contigo: soy tu mamá*. Nota con gusto cómo todo su ser recibe este mensaje.

Del uso del llanto como vía de comunicación ya hemos hablado con anterioridad, y ello me lleva a abordar la siguiente idea: **hay madres que sienten que viven con más angustia el llanto de su hijo** que otros adultos. Esta es una de las jugarretas que nos hace nuestro cerebro para que seamos incapaces de desatender al bebé. **Y está bien mientras no se viva con excesiva ansiedad**. De hecho, hay estudios que reflejan que madres y padres (involucrados en el cuidado) activan más sus áreas cerebrales emocionales en torno a la amígdala ante el llanto que ante la sonrisa del bebé, frente a adultos sin hijos que presentan mayor activación y por tanto atención emocional ante la risa de los lactantes. Esto habla de la **predisposición cerebral de los progenitores cuidadores a atender las necesidades más urgentes del infante. El llanto es una forma de comunicación poderosa del niño y lo utilizará con todo su potencial** como si le fuera la vida en ello, por si acaso fuera así, como animal altricial y dependiente que es, puesto que nace desvalido y desprotegido. La madre se activa mucho con ello, pero **hay que aprender progresivamente a no hiperreaccionar si queremos ser capaces de transmitirle calma al pequeño.** Una madre que acude sosegada a calmar el llanto del bebé lo conseguirá antes que la que llega asustada, tensa o irritable, por el fenómeno previamente nombrado como *coherencia fisiológica*, que permite que se sincronicen nuestras actividades cardiacas y cerebrales. Todo llanto es una petición de ayuda y la respuesta congruente empieza por calmarlo y sigue por cubrir la necesidad presente. Hay trabajos científicos que correlacionan la hiperreactividad amigdalar cerebral con la depresión posparto. Realmente tu bebé necesita para su supervivencia que estés obsesionada con él y no lo olvides por largo rato, así que mucho de su comportamiento estará dirigido a provocar esta reacción en ti; es algo que ha seleccionado la evolución de la especie, mejor no luchar contra ello, y desde la aceptación, hay que buscar formas de equilibrar la situación de la madre mediante el apoyo familiar y el ambiente preparado en el hogar. Además, **un llanto utilizado como comunicación directa contigo puede ser signo de apego seguro, si se calma ante tu atención y desde ahí se permite la exploración** (acorde a su nivel de maduración). Y cuanto más lo conozcas y te adelantes a sus necesidades, haciéndote percibir como una madre predecible, menos llanto descontrolado se producirá.

«La mirada de una madre te convierte en princesa o en rana» (Eric Berné). **Lo que hablas con tu hijo, o de él delante de los demás, influye en su autoconcepto.** Te animo a no hablar de él como si no estuviera: si no harías eso con un adulto no se lo hagas a él, porque lo interiorizará como **gran observador pero mal**

interpretador (características inherentes a la infancia), y si no te estás dirigiendo directamente a él seguramente no lo explicarás de la misma manera. Además, hablar de él sin involucrarle le puede hacer sentirse observado y dependiendo de su sensibilidad puede contribuir a que desarrolle actitudes tímidas.

Adentrándonos en la Disciplina positiva

A mí el fervor de la maternidad, entre otras cosas, me llevó a certificarme como formadora en Disciplina positiva para familias, primera infancia y parejas. Voy a contarte un poco sobre ello porque creo que lo aprendido en ese plano también suma a que una madre pueda estar más contenta consigo misma, que no deja de ser uno de los objetivos principales de este libro. Comparto contigo un modelo educativo basado en la psicología de Alfred Adler y Rudolf Dreikurs, dos psiquiatras austriacos del siglo xx. Pretende favorecer relaciones de respeto mutuo y responsabilidad en la familia y, en general, en la vida. Jane Nelsen y Lynn Lott llevaron a cabo una sistematización del modelo. **La Disciplina positiva aporta una perspectiva de mirada respetuosa a las necesidades del niño para poderle acompañar en su desarrollo, sin etiquetas, premios ni castigos.** ¿Te parece imposible? Te animo a seguir leyendo. Como todo proceso de reflexión en la crianza, te lleva a cuestionarte a ti también tus bases y tu forma de relacionarte con los demás, tus etiquetas autoimpuestas y el condicionamiento que sufrió tu locus de control en la infancia. Los niños vienen con un pan bajo el brazo y resulta que este pan es alimento metafórico para el alma.

La labor de los padres es maravillosamente compleja, y las respuestas a la mayoría de las preguntas dependen de la edad y la etapa en el desarrollo del niño, las circunstancias generales y el temperamento del pequeño, además del tuyo. Aunque **la Disciplina positiva te servirá especialmente cuando tu hijo sea más**

grande, tener las bases desde el principio va construyendo la mirada necesaria para llevarla a cabo. Además, dicha visión aporta herramientas concretas para madres y padres reales porque surgió de madres de verdad. La propia Jane Nelsen cuenta: «En 1969 me sentía un fracaso como madre. Era tan autoritaria hasta no soportarme a mí misma, para luego ser tan permisiva hasta no poder soportar a mis hijos». ¿Te sientes representada? Voy a hablarte de ello porque comparto su propuesta de enfocarnos en nosotras mismas (lo que pensamos y sentimos, cómo entendemos la relación) para poder «ver» realmente al niño.

¿Y cómo se consigue este equilibrio entre firmeza y cariño? Aprendiendo a **no prejuzgar desde la mirada del adulto el comportamiento de tu hijo. Es decir, no viendo solo la punta del iceberg, sino mirando más allá y entendiendo la creencia que hay detrás de la conducta y reconociendo su necesidad de pertenencia y de ser visto.** «Desterrando la loca idea de que un niño debe sentirse mal para comportarse bien» (Nelsen), comenzando por la conexión emocional y construyendo así gradualmente el criterio interno del niño (les mueve a hacer lo correcto, aunque nadie los esté mirando) frente al locus de control externo que le crean premios y castigos.

Observar al niño te permite adaptar tus expectativas a su nivel de comprensión. La punta del iceberg es el comportamiento, pero en ello influye el desarrollo emocional, físico y cognitivo del niño, su temperamento y lo que ha decidido respecto a cómo encontrar pertenencia e importancia, según la interpretación de sus percepciones atendiendo a su nivel de madurez. Y será una maravilla, para el que sabe mirar, ver la evolución que presenta con el tiempo.

El propósito del mal comportamiento del niño es casi siempre una manera equivocada de encontrar pertenencia e importancia. Cuando los niños se sienten desalentados por no sentir que forman parte y no sentirse capaces, encuentran formas equivocadas (mal comportamiento) para obtener dicho reconocimiento. La Disciplina positiva enseña a los adultos cómo responder a la creencia debajo de la superficie de la conducta. El siguiente paso es invitar al cambio de comportamiento a través de la conexión y el aliento, lo que guía a los niños a buscar su lugar de formas más saludables.

Influencia de los castigos: ¿hay alternativas?

Según Rosenberg, los medios extrínsecos de motivación abarcan recompensas por ser buenos chicos y chicas y castigos cuando los cuidadores juzgan lo contrario. Y como se ha hablado en este libro, **la neuroplasticidad cerebral durante la infancia crea los circuitos de relación interpersonal según cómo se desarrollen con frecuencia las interacciones con las personas relevantes.** De forma que las emociones que nos gobiernan en estos momentos van configurando **patrones de comportamiento que estarán presentes toda la vida: adultos que creen que la vida consiste en hacer cosas con el fin de obtener una recompensa**; adictos a recibir una sonrisa, una palmadita en la espalda y juicios verbales como *es una buena persona*, *una buena madre*, *una buena trabajadora, una buena amiga, una buena hija*, etc.; **que hacen ciertas cosas para gustar a los demás y evitan ciertas otras para que no dejen de apreciarlos o para que no los castiguen.**

Desde el punto de vista de la psicología existen los llamados castigos positivos, en los que se aplica una consecuencia no deseada, y los negativos, en los que se retira algo deseable. De la misma manera se habla de refuerzos positivos cuando aplicamos una contingencia apetecible y negativos cuando lo que provocamos es la retirada de un estímulo vivido como desagradable. El castigo le dice al niño: *Lo has hecho mal, yo sé lo que está bien, yo mando, tú debes hacer lo que yo digo*. Y según cómo resolvamos estas situaciones de forma reiterada el niño aprenderá a conducir su autodiálogo cuando falle, se equivoque o tenga algún conflicto.

Podría optar por culparse, culpar a otro acumulando rabia y deseo de venganza, o por el contrario, podemos cambiar la estrategia del castigo por otra que nos permita acompañarle en la percepción de sus propias emociones y necesidades. **Los padres que castigan a menudo pueden crear sensación de culpa y vergüenza en sus hijos ante los malos comportamientos, y esta opción tiene un alto coste para su autoestima.** Si el niño se habitúa a condicionar su comportamiento por vergüenza estaremos permitiendo que su crecimiento y aprendizaje sean guiados por una forma de rechazo hacia sí mismo, que quedará grabada en sus circuitos cerebrales para activarse de forma automática en situaciones de conflicto que enfrente en su vida. **La vergüenza es una forma de autoodio y las acciones que se emprenden en reacción a ella no son actos libres y gozosos. Además, podrían estar potenciando niños internalizantes y tímidos.** Si por el contrario el niño, guiado por su temperamento, tiende a culpar a otro, el caldo de cultivo para las luchas de poder intrafamiliares está servido. Como entrenes a tu niño para responder a los desencuentros es como lo hará cuando sea adulto, ya no frente a ti sino ante otros. Queremos ayudar a nuestros hijos a desarrollar aptitudes, y no solo a controlar su comportamiento en el momento presente.

La Disciplina positiva describe varias posturas que puede acabar adoptando un niño que es **frecuentemente castigado: resentimiento, revancha, rebelión, retraimiento (disimulo y baja autoestima)**. Cuando nos sometemos y hacemos algo con el único propósito de evitar el castigo, nuestra atención se distrae del valor de la acción en sí misma. Rosenberg reflexiona sobre dos preguntas que ayudan a entender por qué es poco probable que consigamos lo que queremos cuando usamos el castigo para que las personas cambien su comportamiento. La primera pregunta es *¿qué quiero que haga el niño diferente de lo que hace ahora?* Si nos hacemos solo esta pregunta, el castigo puede parecer eficaz, porque la amenaza o empleo de la fuerza punitiva bien podría influir sobre el comportamiento de alguien. Sin embargo, con la segunda pregunta, se hace evidente que no es probable que el castigo funcione: *¿Cuáles quiero que sean los motivos de esa persona para hacer lo que le pido?* Y esto en un niño se convierte en algo muy relevante, porque estaremos influyendo en su estructura de pensamiento y podríamos condicionar su forma de respuesta habitual.

Pero ¿cómo se educa sin castigos? Buscando en equipo **soluciones a los conflictos** que sean respetuosas con el niño, con todas las personas implicadas y con la situación. **Cuando usamos los castigos creamos situaciones en las que hay un ganador y un perdedor.** Entiendo que quieras ser la ganadora, pero ¿eso en qué situación deja a tu hijo? Alternativas al castigo podrían ser, teniendo en cuenta que si un niño se porta mal es por desmotivación y búsqueda de pertenencia: **conexión con la emoción desde su altura para después poder llevar a cabo un enfoque conjunto en soluciones; decidir lo que harás en vez de lo que harás a tu hijo hacer; establecer límites y hacer seguimiento consecuente; dejar que manden las rutinas pactadas conjuntamente y expuestas de forma clara; confiar en el niño.** Como dijo el entrenador Jum Valvano: «Mi padre me hizo el mejor regalo que se puede hacer a un hijo. Creyó en mí».

Los límites son mejor recibidos si se expresan con coherencia, alegría y lenguaje en positivo acompañado de congruentes signos no verbales. Así vamos **estimulando la cooperación mientras se desarrolla el cerebro del niño.**

Para llevar a cabo estas estrategias desde el respeto mutuo, hemos de hacernos cargo de **nuestras propias necesidades (autocuidado y apoyo) para no acabar tomando a lo personal el comportamiento del niño**, ya que la mayoría de las veces nuestra actitud marca el tono de la interacción. Analiza si estás entrando en lucha de poder y atiende tu emoción. Hemos de percatarnos de que los niños nos tratan de la forma en que los entrenamos para tratarnos. Cuando los adultos reaccionan a comportamientos inocentes como si fueran ataques intencionales o personales, corren el riesgo de incitar comportamientos que, en ese caso, sí están dirigidos hacia ellos.

A veces hacer lo que funciona a largo plazo no es sencillo. Es más fácil darle a un niño lo que quiere en ese momento o rescatarlo para que no sufra. Pero eso sería quitarle la oportunidad de desarrollar un sentimiento de capacidad cuando aprende a manejarlo. Los métodos convencionales para ayudar a los niños a sentirse bien, en realidad, generan debilidad en ellos. **La Disciplina positiva se enfoca en la construcción a largo plazo del adulto que serán, más que en el control inmediato de la conducta,** y ello se hace mediante la promoción de sus propios recursos, dándoles opciones y responsabilidades, promoviendo que tengan fe en ellos, permitiéndoles decepcionarse para que se puedan sentir capaces, dándoles amor incondicional independiente del comportamiento y enseñándoles que los errores son maravillosas oportunidades para aprender. Te podrás imaginar que para enseñar esto una se lo ha de creer y aplicar, y por eso todo ha de empezar en la catarsis propia, ya que más importante que las herramientas concretas es la mirada respetuosa. Y si yo acostumbro a machacarme por dentro cada vez que cometo un error, difícilmente podré enseñarle a mi hija que un fallo es una espléndida ocasión de aprendizaje. TODO EMPIEZA EN TI.

Podrías decirme: *Entonces ¿cómo sé si la opción que al final elijo ante un mal comportamiento es acertada?* La realidad es que lo sabrás por la respuesta emocional que observes en el niño y en ti tras la aplicación. No aumentará el conflicto si tu actuación o propuesta ha sido amable y firme, respetuosa y motivadora, creará conexión y será eficaz a largo plazo si enseña competencias.

¿Y qué pasa con las recompensas?

Una lectora podría estar pensando: «Ok, puedo entender que los castigos podrían ser sustituidos, pero ¿por qué la Disciplina positiva descarta también las recompensas?». Premios y castigos son dos caras de la misma moneda, buscan controlar el comportamiento en lugar de enseñar. Pueden traer conformidad temporal, pero suelen perder efecto a largo plazo. Enseñan a ser egocéntricos. Son desalentadoras, condicionadas a la finalización exitosa de la tarea, sin valorar el proceso ni el esfuerzo. Desgastan la motivación intrínseca. Interfieren con la autoestima: marcan necesidad de reconocimiento externo. Y lo mismo ocurre con los elogios dados en exceso. Los elogios son a menudo juicios de los demás, aunque sean positivos; podemos cambiarlos por frases alentadoras. No hablamos de no reforzar los procesos de aprendizaje, ya que reforzar es algo tan natural como sonreír, pero si la frase que enunciamos alienta al esfuerzo y al propio reconocimiento de la valía, será más provechosa que un elogio que conlleve etiqueta o un premio material.

Cuando mi chiqui trepa en el triángulo Pikler, puedo decirle: *¡Muy bien, qué campeona!* (elogio) o *Te has esforzado mucho, ¿te ha gustado?* (aliento o motivación). Tranquila, a mí también se me escapa elogiar a veces, pero intento estar cada vez más atenta porque el elogio es como los dulces, un poco puede ser un buen regalo, pero demasiado puede ser poco saludable. Generalmente se elogia a un niño solo cuando ha cumplido las expectativas de un adulto. El aliento promueve el progreso, crea una conexión e inspira a los niños a aprender, a intentarlo y a correr riesgos. El aliento construye resiliencia. Los elogios nos hacen adictos a la aprobación y crean dependencia; como alternativa, las frases alentadoras que refuerzan el esfuerzo y el proceso más que el resultado, potencian la motivación intrínseca y generan autoconfianza.

Cada vez que el niño se siente reforzado desde un gesto o palabra motivadora, su circuito de recompensa se activa mediante la secreción de dopamina, asociando satisfacción a la acción ejecutada; es por eso por lo que **si lo que hemos recalcado ha sido el resultado, eso será lo que asocie al placer, y si hemos llamado la atención sobre el esfuerzo o la capacidad, ello será lo que**

buscará reproducir. Esta es una manera de guiar su neuroplasticidad. Sabemos que cuando a un niño le reconocemos el resultado, las neuronas encargadas de conseguir recompensas buscarán otras tareas que pueda realizar bien, porque han aprendido que la recompensa aparece cuando la tarea sale bien. Así, cuando el resultado no es el que esperaba, el niño tiende a evitar tareas complejas o que tienen cierto riesgo de fracaso, se frustra de una manera desproporcionada, llegando incluso a evitar tareas difíciles a toda costa. Sin embargo, el neuropsicólogo Álvaro Bilbao afirma que cuando al niño se le reconocen otras variables más interesantes desde el punto de vista de lo que está ocurriendo en su cerebro, como, por ejemplo, lo concentrado que ha estado, lo ingenioso que ha sido al resolver un problema, lo que ha disfrutado haciéndolo o el esfuerzo que ha puesto en la tarea, el niño va a buscar tareas que sean un poquito más difíciles y que le permitan seguir esforzándose, superándose y disfrutando de su capacidad de pensar, concentrarse y resolver cuestiones.

Te cuento un ejemplo que viví como médica especialista pasando una consulta de rehabilitación infantil. Una paciente de unos cuatro años estuvo muy dispersa durante la visita, por lo que era difícil conseguir su colaboración para la exploración, tiraba objetos de la camilla y se sentaba en el suelo gritando *¡no!* cuando se le pedía caminar para valorar su patrón de marcha, a pesar de las peticiones respetuosas de cooperar por mi parte y la de sus padres. Pude hacer más o menos la valoración, sin forzar la situación, y cuando ya estaban saliendo de la consulta, la niña les dijo a los padres: *¿Me he portado bien?* A mí me sorprendió la pregunta, dejaba ver claramente un locus de control externo, pero más me sorprendió la respuesta: *Sí,* a lo que rápidamente la niña añadió: *Pues me compráis un regalo,* y los padres: *Vale, vamos.* No juzgo a estos padres, porque seguramente estaban usando las herramientas que tenían, y las consecuencias además eran para ellos, pero aquello ya me chirriaba entonces, y desde la luz de la Disciplina positiva puedo claramente ver que esta estrategia educativa de forma reiterada no fomenta la motivación intrínseca ni la autoconfianza. Contrasta con otro ejemplo, aunque cada niño y cada familia tienen sus peculiaridades, en el que un papá se agachó para ayudar a vestirse a su hija de una edad similar al anterior caso, tras la exploración médica, y mirándola a la cara desde su altura le explicó lo que iba a pasar a continuación para que la niña tuviera referencias y le pidió su opinión al respecto, consiguiendo así colaboración entusiasta por parte de la pequeña.

Las etiquetas

¿Realmente se pueden evitar las etiquetas? ¿La mente no funciona habitualmente basándose en juicios preconcebidos? Efectivamente, traemos una tendencia interna a ello. Justo por eso es importante que lo hablemos y conozcamos su impacto. ¿Qué pasa con las etiquetas negativas? Pues resulta que, al aplicarlas de forma reiterada, el niño las interioriza al saberse mirado de esa manera y acaba actuando de forma que precisamente potencie la conducta que nos preocupa cual profecía autocumplida, pues total, ya todos creen que es así, incluido él mismo, lo que hace que el adulto confirme así su diagnóstico cerrando el círculo vicioso. **Cómo uno entiende las emociones y pensamientos del otro determina cómo nos vinculamos con él, y si se interpone un prejuicio podría perpetuar una forma de trato**. ¿Y las positivas? En la mente del niño pueden convertirse también en un lastre por imponerse mantener un nivel esperado de éxito. ¿Cómo reduzco este efecto? Hablando de acciones, procesos y actos, no generalizando en la persona del niño: *El cuarto está desordenado*, en vez de *es un niño desordenado.*

Imagina a una niña de un año que tira al suelo un vaso de leche. ¿Qué le dices? ¿Te expresas igual si la tienes etiquetada como revoltosa? ¿Serían las mismas palabras si la tenías previamente catalogada de adorable? ¿Tú sientes que tenías alguna etiqueta de pequeña? ¿O quizá tu hermano/a? ¿Os influyó? Todo esto es humano y frecuente, por eso es relevante hablarlo. No para crear remordimientos sino para ser más sabios. Enfocándonos en estos prejuicios, los podremos compensar y reconducir. Se puede usar el conocimiento de esta proyección de forma positiva mediante el *efecto Pigmalión* (o Rosenthal), que justo se refiere a la influencia que ejerce la creencia de una persona en el rendimiento de otra, por proyección de expectativas. **Tratemos a los niños como buenos y capaces y ellos responderán gustosos de ser vistos y reconocidos.** La diferencia con la etiqueta estaría en la flexibilidad de pensamiento que nos da la observación real de la vivencia del niño.

Esto me trae a la mente la fábula de dos ranas que cayeron en un pozo y no paraban de intentar salir sin mucho resultado. Se fueron congregando otras ranas en torno al pozo observando la desafortunada situación y, conmovidas por los infructuosos esfuerzos, no pudieron evitar empezar a decirles que se rindieran, que no merecía la pena morir exhaustas. Las ranitas lo siguieron intentando y al rato una de ellas se rindió. Lo que confirmó las expectativas de los observadores, por lo que le gritaban con más fuerza y aspavientos a la segunda que cejase en su empeño. Pero la segunda rana no se rindió, parecía intentarlo cada vez con más y más fuerza y, fuera de todo pronóstico, acabó logrando salir. Una vez recuperado el aliento le preguntaron cómo fue capaz a pesar de tanto mensaje de desaliento, y en ese momento supieron que la rana era sorda ¡y que ella realmente pensaba que la estaban animando!

Puedes estar pensando: «Uff! Qué presión, en algún momento voy a decir algo que no sea apropiado». Pues ya te digo yo que sí, a mí me pasa a diario. Pero no te preocupes, que la reparación del error también modela. Toda madre y todo padre se equivoca alguna vez, y somos ejemplo para nuestros hijos hasta en esas situaciones. ¿Cómo reparo? Lo reconozco: *He cometido un error*; me reconcilio: *Lo siento*; y lo resuelvo: *Pensemos juntos en una solución.*

Educar a un niño teniendo estos pilares presentes favorecerá el caldo de cultivo apropiado para desarrollar sin represión emocional: la autoconfianza, el pensamiento causal, el desarrollo de la conciencia, la capacidad para retardar la gratificación, el potencial intelectual, habilidades de relación y socialización, capacidad para manejar el estrés y la concentración.

Educando desde la conexión

Una mamá autocuidada y apoyada podrá, con más facilidad, observar al niño para adaptar sus expectativas al nivel de comprensión. Ello le permitirá tomarse tiempo para capacitarlo paso a paso como propone la Disciplina positiva: 1) tú lo haces y el niño mira; 2) tú lo haces y el niño ayuda; 3) el niño lo hace y tú le ayudas; 4) el niño lo hace y tú miras (para alentar y motivar, no criticar).

Ante los momentos de mal comportamiento, Lecannelier presenta el **método A.M.A.R.** como propuesta de conexión con nuestros hijos. Este acrónimo enumera **los pasos básicos que ha de dar un adulto para acompañar al niño en una situación de estrés**. El apego se construye a base de nuestras respuestas en esos momentos de forma reiterada, y ello va conformando los esquemas mentales del pequeño. La traducción del término es la siguiente: **A.M.A.R. = Atender + Mentalizar + Automentalizar + Regular**. Atender supone observar al niño (lenguaje verbal, no verbal, conducta). Esa información nos servirá para mentalizar sus emociones y propósitos. La automentalización le permite al adulto verse a sí mismo en respuesta a dicha situación, lo que siente y piensa y cómo esto está influido por su propia historia (de años y del día en curso), prejuicios, propias carencias, etc. Todo este análisis permitirá encontrar la mejor manera de regular al infante, previa autorregulación. Este proceso pasará por transmitir calma con todos nuestros lenguajes y cuando el momento lo permita, porque haya bajado la activación suficientemente, expresar de manera respetuosa y casi meramente descriptiva la mentalización que hemos hecho del niño, lo cual le ayudará a terminar de tranquilizarse y desarrollar estrategias mentales válidas.

Como se ha dicho varias veces y en diferentes contextos en este libro: hemos de tener cuidado con creernos nuestros propios pensamientos a la primera sin cuestionarlos ni ver lo que hay detrás. Y aunque sería muy cansado hacer esta exhaustiva disección con todo nuestro autodiálogo, merece la pena habituarse a hacerlo en las situaciones en las que nuestro hijo se desregule, porque estamos forjando un cerebro.

¿Y por qué es necesario un método para que los padres empaticen con sus hijos? Porque el estrés apaga la mentalización, en el sentido de que si estamos ofuscados, nos enfocaremos menos en entender por qué el niño se comporta como lo hace. Y, de hecho, no realizar esta conexión puede conllevar mayor reacción por parte del niño con conductas, ya sean externalizantes (gritos, rabietas) o internalizantes (represión emocional e ideación negativa).

Las emociones son clave en la formación de recuerdos y opiniones, así como en la resolución de problemas y en la toma de decisiones. Para entender nuestras emociones y las de nuestro hijo, lo primero que hemos de saber es qué es una emoción: consiste en una reacción involuntaria de nuestro organismo a un evento o estímulo que puede ser externo o interno (pensamiento, recuerdo, interpretación, sensación, etc.) y que conlleva una activación fisiológica cerebral y corporal, desencadenando una respuesta cognitiva (lo que pienso al respecto) y conductual (lo que hago con ello). Es una respuesta afectiva con una carga de significado agradable o desagradable para el individuo, y eso es lo que desencadena la activación neuronal y endocrina. Por ello supone un motor de actuación, porque uno siente un impulso desde dentro, y el adulto, con su experiencia y madurez cerebral, tendrá más domados a los caballos, pero el niño se siente en un inicio totalmente poseído por esta energía. No en vano, la palabra «emoción» viene del latín *emotio, emotionis*, derivación del verbo moverse, y hace referencia justamente al potencial movilizador de las mismas. Si te parece difícil la autorregulación, que te sirva esa sensación para empatizar con tu hijo, ya que para él es mucho más complicado, por ahora. Asimismo, hay ocasiones en que sentimos más de una emoción a la vez, e incluso contradictorias. El conocimiento de todo esto nos permitirá, además, observar los signos de aviso de transición hacia emociones de más intensidad.

¿Cómo calmar con lenguaje no verbal de forma apropiada? ¿Cómo mentalizar con las palabras adecuadas? Esto es un entrenamiento, querida mía. Sigue tu instinto y, como si fueras una científica, sigue repitiendo lo que te funcione y desechando lo que no. **¿Por qué no hay recetas generales? Porque la situación de regulación de un adulto a un niño es única y depende de la relación entre ambos. La personalidad del adulto y el temperamento del pequeño se miran de frente y hemos de conseguir que entren en danza y no en lucha**. La buena noticia es que, a base de aplicar de forma práctica los pasos de las siglas A.M.A.R., esta reflexión te convertirá en la mejor experta regulando a tu niño. Y, de paso, te llevarás grandes aprendizajes en autorregulación y relaciones sociales. Te doy a continuación algunas notas interesantes de cada uno de los pasos, para que quede más claro.

La primera fase de este método, **ATENDER, es de suma importancia**. Observaremos su mirada, si hace contacto ocular, sus emisiones verbales, la tensión corporal y facial, su conducta. No todos los niños manifiestan el estrés con un comportamiento externalizante, quizá sí de bebés, pero el niño pequeño ya se ve influido por cómo se ha reaccionado previamente con él. Esto le puede llevar en algunos casos a internalizar el malestar, lo que no quiere decir que no lo sufra; de hecho, puede prolongar la emoción a base de represión. El adulto ha de enfocarse en el lenguaje no verbal en estos casos especialmente, y no confundirlo con autorregulación, la cual sí conllevaría la reducción del cortisol y por tanto de los niveles de estrés. Este análisis también trae premio para la madre, al señalárselo podrá analizar si ella también ha desarrollado conductas internalizantes que no le están haciendo bien.

La MENTALIZACIÓN de lo que siente y piensa el niño la iremos haciendo mejor a base de conocerle y observar sus reacciones a las interacciones que se dan. Llegará un momento en que lo sintamos casi como instintivo si nos hemos habituado a ser buenos observadores. Es de gran relevancia este poder que tenemos en nuestra mano, seamos conscientes de ello o no; le estamos enseñando a pensar sobre sí mismo. Las observaciones que podemos expresar en este paso que mejor funcionan son las meramente descriptivas, con pocas palabras, e incluso añadir preguntas al niño (adaptadas a su nivel madurativo) para comprobar si estamos acertando. Es decir, **no le decimos lo que tiene que sentir, sino que realmente le transmitimos que queremos ponerle palabras a lo que está sintiendo y pensando. Han de ser mensajes de ayuda y no de autoridad, nuestro objetivo no es parar su comportamiento sino ayudarle a entenderse y que con el tiempo él mismo acabe encontrando alternativas.** No sería una mentalización adecuada ni constructiva aquella que incluye: comentarios descalificadores, chantajistas, autorreferenciales (*eso lo haces porque no me quieres*), culpabilizadores, irónicos, amenazantes, pidiéndole imposibles (razonamientos o habilidades para las que no está preparado aún), rígidamente autoritarios, indiferentes (esto le deja perdido, sin GPS emocional, con profunda sensación de vacío, la cual le llevará a buscar referencias de cualquier manera), etc. **Es decir, no mentalizar desde el adultocentrismo, sino viendo realmente al niño.** Para quitarte peso, te recuerdo que con que aciertes la mitad de las veces ya estás, de sobra, dentro del rango de padres y madres suficientemente buenos para criar niños sanos mentalmente.

Los libros clásicos ofrecen múltiples ejemplos de cómo los comentarios de nuestros padres, a los que nunca podemos ser indiferentes, influyen en nuestro autoconcepto, especialmente cuando los interpretamos con una mente aún inmadura:

«Papá habla tanto de mis defectos, y me trata con tanto desprecio, que es normal que dude de mí mismo. Muchas veces pienso si seré en realidad tan inútil como él dice, y entonces me siento tan desgraciado y amargado que odio a todo el mundo. Soy un inútil, de mal carácter y pobre de espíritu» (Brontë, en *Cumbres Borrascosas*).

Probablemente este papá pretendía que su hijo fuera más capaz, pero sus palabras no ayudaron precisamente a ello. Posiblemente a él también le hablaba en ese tono su propio padre y tampoco le sería de gran motivación. Cuidado con lo que no reflexionamos, porque podríamos presentar tendencia a repetirlo, ya que quedó en nuestros esquemas básicos de relación.

La AUTOMENTALIZACIÓN nos ayuda a separar nuestras expectativas y emociones para ver al infante como quien realmente es y darle lo que necesita desde ese reconocimiento, apagando el hilo musical de hostilidad en nuestra mente, cual banda sonora de la película *Tiburón,* como se argumenta metafóricamente en las formaciones de *El círculo de seguridad.* Esto nos permitirá expresar nuestras emociones de forma respetuosa con el niño (como nos hubiera gustado que lo hicieran con nosotros, o como lo hicieron, en el mejor de los casos). Puede ser todo un desafío porque te puedes reconocer teniendo mentalizaciones poco respetuosas. Si te ocurre, ello te permitirá señalar patrones de pensamiento que no te estén ayudando a tener una relación sana con tu hijo y seguramente tampoco en otras esferas. Este paso será imprescindible para la autorregulación ya que solo desde conocer nuestra propia emoción podemos trabajar en ella, con estrategias como atención a la respiración, reevaluación cognitiva de la situación o desfocalización de la atención.

Sin la propia regulación previa corremos el riesgo de actuar como *pirómanos* aumentado el fuego del conflicto, en vez de como *bomberos apaciguadores* como se espera de nuestro rol de adulto con el cerebro maduro. Es la diferencia entre ser proactivos o reactivos. «Entre el estímulo y la respuesta hay un espacio; en ese espacio está nuestro poder de elegir. En nuestra respuesta yace nuestro crecimiento y nuestra libertad» (Viktor Frankl). **La autorregulación supone una actitud de afrontamiento, con la movilización de recursos cognitivos y conductuales** para resolver un problema emocional. Y es que todas las emociones son necesarias (como lo son todos los músicos de una orquesta) y nos informan sobre lo que es relevante para nosotros, pero las desadaptativas precisan ser trabajadas para que no nos lleven al descontrol. Como bien expresó Aristóteles: «Cualquiera puede enfadarse, pero enfadarse con la persona adecuada, en el grado exacto, en el momento oportuno, con el propósito justo y del modo correcto, eso, ciertamente, no resulta tan sencillo».

Si alguna vez, intentando **REGULAR a tu hijo encuentras que no se calma, y no sabes bien por qué, analiza tu lenguaje no verbal.** Siempre estamos diciendo algo con él, y no todas las veces es acorde al mensaje verbal. Según el primer axioma de la comunicación de Watzlawick: *Es imposible no comunicar*. Lo que más influye en el cuidado es lo que menos podemos controlar: la expresión emocional no verbal. Los niños son muy sensibles a esto. **¿Le estás pidiendo calma con un ceño fruncido?, ¿tus mandíbulas están apretadas?, ¿tus hombros están tensos?, ¿cómo es el tono de tu voz?, ¿y la velocidad?** Sin una verdadera autorregulación previa (ya que la situación también puede ser incómoda para nosotras) no podrás facilitar una buena corregulación. Recuerda: todo empieza en ti.

Para ello hemos de analizar el significado del lenguaje corporal. Evitar el contacto visual o echarnos para atrás puede ser entendido como defensa, frente a la sensación de apertura que transmite el inclinarlos hacia el otro. No corresponder a una aproximación física puede ser visto como un acto de desconfianza, en contraste con una relajación postural que transmite tranquilidad. Hacer otra tarea puede ser visto como indiferencia, o mover mucho las manos puede ser percibido como impaciencia, mientras que asentir o apoyar la mano en la cara son gestos claros de dedicación de atención.

Aunque el apego se establezca en el primer año de vida, y este siente las bases sobre las que se construya lo demás, estaremos toda la infancia del pequeño moldeando y modelando su autorregulación, herramienta que influirá en su desempeño vital en todas las esferas sociales. Y para llevar a cabo de forma favorable esta tarea, Lecannelier describe una serie de requisitos mínimos que ha de cumplir el cuidador que ayudarán a regular y hacer sentir seguridad: estabilidad en el cuidado, continuidad, especificidad, predictibilidad ambiental (rutinas), predictibilidad vincular (reacciones esperables en momentos de estrés), compromiso (tiempo, dinero, formación / información), que no sea el propio cuidador una fuente de estrés innecesario (por falta de mentalización, propio estrés, abuso o negligencia).

Para regular a un bebé, es decir, ayudarle a calmarse, nuestras herramientas más poderosas serán la expresión facial, nuestras manifestaciones verbales con todos los componentes del paralenguaje (tono, intensidad, velocidad, ritmo, silencios, etc.), la mirada y el tacto (caricias, masajes, contacto afectivo). Cuando sea algo más mayor, podemos crear en la casa un rincón de la calma como se propone desde la Disciplina positiva, para acompañarle a bajar revoluciones y poder integrar el cerebro para después ser más capaz de razonar sobre lo sucedido.

Los enfoques de crianza o acompañamiento infantil que incluyan educación emocional ayudarán a que la nueva personita desarrolle fortalezas que le acompañarán toda la vida. El adulto ha de detectar la necesidad del niño en cada momento y aprovechar las oportunidades educativas que nos brinda el día a día. Y desde esta mirada acompañará el sueño, teniendo en cuenta las emociones suscitadas, la alimentación, permitiendo el descubrimiento de texturas y el manejo progresivo y seguro de los sólidos, el juego, permitiendo la exploración y el error que da lugar al aprendizaje, etc. «Es más fácil construir niños fuertes que arreglar hombres rotos» (Douglass). Eso sí, el cuidador ha de repararse en cierta forma a sí mismo para empaparse de esta mirada, no podremos darle a otro lo que no nos damos a nosotros mismos. Y esto será un regalo, porque **para dárselo al niño, nos ofreceremos lo que nos faltó**. Y se puede llegar a ello sin necesidad de juicios a los adultos que nos criaron, simplemente aprovechando la oportunidad que nos brinda la vida.

Ofrecer a tus hijos apoyo emocional incondicional no los convertirá en niños blandos. Explorarán más valientemente y se aventurarán a ir más lejos que los niños que no han recibido esa clase de atención y cuidado. Las investigaciones muestran que, cuando un niño se siente suficientemente seguro, se aventura a la independencia en función de su fase de desarrollo, y empujarlo a esa etapa cuando no está preparado (cuando experimenta lo contrario a la seguridad) puede ser contraproducente, creando de hecho mayor dependencia. Los padres pueden mantener la autoridad a la vez que dan prioridad a la relación y mantienen el autocontrol.

Y si todo esto te parece demasiada teoría, no pierdas de vista el poderoso impacto del ejemplo. Haz lo que sientas que está bien y tu hijo te seguirá, ellos están dispuestos a aprender de lo que hacemos. Te cuento una anécdota simple de imitación que me hizo sonreír. Estaba lloviendo y llamé la atención de mi hija sobre ello pidiéndole que nos acercásemos juntas a una puerta de cristal para ver caer las gotas. Llegadas allí me agaché en cuclillas para disfrutar del momento a su altura y mi peque, inmediatamente contagiada por el entusiasmo, entendió que esa debía de ser la mejor manera de observar este fenómeno y se acuclilló a su vez con una linda expresión de ilusión que se reflejó en su cara y en la mía.

La mirada materna / paterna es la que permite ver las necesidades del niño y priorizarlas. Me gusta la comparación que expresa Cristina Gutiérrez con la doma natural del caballo, como los que utilizan en su equipo en las actividades de competencia emocional de su granja escuela. Un caballo de doma natural es el que ha sido educado entendiendo y respetando su naturaleza y su manera de comunicarse, mediante el susurro del domador para conseguir su confianza, su nobleza y su docilidad. Un animal de cuatrocientos kilos no es fácil de dominar si él no quiere, si no siente que se le está entendiendo, que se están respetando sus necesidades y su instinto, y que se le está hablando en su idioma (con el lenguaje gestual y no tanto con las palabras, por ejemplo). Y cuando esto pasa, el animal domado de forma natural no tiene ningún filtro, motivo por el cual se convierte, literalmente, en un espejo que refleja el estado emocional de la persona que está con él.

Hay caballos más dóciles por temperamento; los de naturaleza indómita, en cambio, ponen el listón más alto y necesitan a un domador experto que entienda su forma de ser y su lenguaje, porque si el animal no se siente respetado en sus necesidades básicas, le morderá, tirará o le dará una coz. ¿Ves los paralelismos con la crianza del niño? (salvando la enorme diferencia de peso).

¿Y cuáles son las necesidades del niño que pueden ser más difíciles de cubrir con base diaria? Hay que **observar a cada niño para brindarle un personalizable equilibrio entre protección y exploración** que le permita: oler, sentir, tocar, desplazarse, escuchar el silencio, tener tiempo, contemplar, descubrir, pensar, deducir, investigar... al menos un rato cada día. **La Disciplina positiva postula que, desde sus primeros momentos en tu familia, el peque tiene cuatro necesidades básicas** principales que pueden resumirlas todas: 1) sensación de pertenencia; 2) percepción de capacidades; 3) poder personal y autonomía; 4) habilidades sociales y de vida. Cuanto mejor las cubramos, más colaborador será el trato en el día a día, puesto que un niño visto tiende a querer cooperar. Todos nos vemos estimulados a emprender grandes cosas cuando se nos mira con cariño, porque queremos merecer esa mirada. Fdo.: MAMÁ ESCULTORA DE CEREBROS.

Tú eres el primer eslabón de la cadena

- ¿Cómo te gustaría que fuera tu hijo?
- Eres ejemplo, modelo y referencia.
- La autoestima se aprende, trabaja tu autoestima en primer lugar.
- Visión de la mente.

Cada niño tiene su temperamento y sus fortalezas, y partiendo de ellas, tú puedes ayudarle a potenciarlas y, además, desarrollar algunas características que para ti sean deseables según tu escala de valores.

¿Te encantaría que le gustase la música? Pues resulta que disfrutar tú de la música a su lado será lo que le cree el primer interés.

¿Es importante para ti que coma fruta a diario? Cómela tú a menudo en su presencia, disfrutadla juntos, sin presiones.

¿Valorarías que fuera una persona paciente? Esta es de las difíciles porque te toca empezar por tolerar su impaciencia a diario transmitiendo calma y verbalizando, desde la tranquilidad, alternativas a la impaciencia. Poco a poco podrás exponerle a retrasos en la gratificación, según esté preparado.

¿Quieres que tu hijo tenga una buena autoestima? Pues además de facilitarle situaciones en las que él se vea capaz de realizar tareas y resolver problemas, así como cuidar los mensajes que le transmites verbalmente, resulta que trabajar tu propia autoestima y ser modelo de ello será uno de los elementos que más sumen. Recuerda la frase atribuida a la madre Teresa de Calcuta: «No te preocupes si tus hijos no te escuchan, te observan continuamente». Y es que **el pequeño VERÁ EN TI (EN VOSOTROS) LA REFERENCIA DE LO POSIBLE Y NATURAL PARA ÉL.** Eso sí, son expertos observadores pero malos interpretadores, ya que sus esquemas cognitivos están en construcción, por lo que nosotras tendremos que guiar la narración que estructure la historia de lo que ocurre a su alrededor si no queremos que saquen conclusiones que no sean constructivas. **Con base a lo que ven y cómo lo interpretan, se crean una imagen de cómo es el mundo que los rodea, e incluso de ellos mismos.**

Pero, sobre todo, quiérele mucho de la mejor manera que tú sepas, porque si disfrutan de unos padres amorosos, sentirán el mundo como un lugar bueno y seguro. Si alguno de vosotros es excesivamente autoritario, duro o exigente, es posible que el niño sienta que tiene poco valor, que sus problemas no son importantes o que le cueste sentirse satisfecho consigo mismo y con los demás. Para muchos psicólogos, el vínculo que se establece entre padres e hijos es la clave de la autoestima. Cuando un niño se siente seguro y querido incondicionalmente, crece sintiéndose una persona valiosa y que merece sentirse bien.

Sroufe observó que los adolescentes con apegos seguros tienen una autoestima muy alta mientras que los adolescentes con apego inseguro demuestran una autoestima baja. La autoestima está en estrecha relación con los buenos y los malos tratos que recibimos en la infancia y la adolescencia. Es importante que los padres facilitemos experiencias de éxito a nuestros hijos. **La autoestima no viene determinada genéticamente, sino que es algo que se aprende** en función de las experiencias que tengan los niños y las interpretaciones que demos los adultos de sus acciones. La desprotección genera inseguridad en los menores y, por lo tanto, baja la autoestima. Para tampoco crear una falsa autoestima positiva tendente al narcisismo, **tan importante es reforzar como señalar los errores y las limitaciones de nuestros hijos desde una actitud empática.**

¿Lo visualizas siendo capaz de autorregular sus emociones ante situaciones complejas? Pues fíjate que también esto se aprende observando a mamá y papá. Antes de que te des cuenta verás a tu «mico» haciendo las respiraciones o suspiros que tú haces, utilizará tus expresiones y gestos (aquellos que probablemente fueron también modelados en nosotras por nuestra propia madre, matizados después por los aprendizajes de nuestro camino). A mí me hace mucha gracia cuando descubro a mi hija asintiendo mirándome a los ojos para favorecer que yo le responda que sí (como si acabase de salir de un curso de programación neurolingüística) o imitando cualquier gesto que yo he realizado unos segundos antes, incluso mi tono al saludar, y repitiéndolo como si quisiera grabarlo en su propia caja de herramientas comunicativas (cual técnica de *mirroring* de un experto en *coaching*). De todas maneras, no quiero crear aquí falsas expectativas: esto, como dice la Disciplina positiva, es sembrar a largo plazo. Modelaremos con nuestra regulación emocional miles de veces antes de ver consistencia en su propia regulación, porque inevitablemente la maduración cerebral tiene sus ritmos, y sabiéndolo, será bonito acompañar los avances a lo largo de los años.

Una manera de entrenar su autorregulación se puede dar ante un mal comportamiento que nos lleva a decirle un frustrante «no». Mantén el límite, pero hazlo a la vez que proporcionas apoyo y consuelo ante las emociones y reacciones resultantes. Habrá tenido la experiencia de desregularse y después volver a la regulación con tu ayuda. **La regulación conlleva una reevaluación de la situación valorando aspectos menos amenazantes y controlables.** Y cada vez que tiene esa experiencia, y a medida que se desarrolla, su cerebro se configura, a fin de fortalecerse cada vez más para ser capaz de autorregularse cuando tú no estés. Estas interacciones corregulatorias propician integración en el cerebro de tu hijo, la base del desarrollo de sus aptitudes de regulación y resiliencia. **Ten en cuenta que el proceso de consuelo, en su mayor parte, se desarrolla de forma no verbal. Piensa en lo mucho que puede cambiar la percepción de la situación un tono de voz determinado.**

Cuando llore, dirígete a tu pequeño, mírale, tócale, háblale, abrázale, conecta con él, ignora a los demás adultos de la escena, él es la prioridad (acuérdate de la serena mamá pájaro del cuadro). Y esto también es aplicable para cuando presencie escenas de discusiones o vea a otros adultos desregulados. No te dirijas al otro adulto, dirígete a tu hijo, capta su atención, y sácalo de la escena si puedes.

¿Quisieras fomentarle el pensamiento crítico desde muy pequeño? Te propongo que uses mucho la pregunta *¿y tú qué opinas?* Incluso antes de que sea capaz de responderte, estarás sembrando en su cerebrito, cuando alcance a comprenderlo, que tiene la opción de dar su opinión. Y poco a poco, déjale elegir entre opciones limitadas y **pídele que te ayude a encontrar soluciones a pequeños problemas lanzando preguntas sencillas.**

¿Ves positivo que aprenda a nadar? Viéndote nadar a ti y animándole desde la confianza y la diversión será la manera en que su cerebro entienda que él también puede y es algo deseable.

¿Deseas que sea educado? Sé educada con él, sé amable con otros delante de él, esto sentará las bases. Enfatiza el «por favor» y «gracias» con entonación, gestos y sonrisas, le llamará mucho más la atención. Inclúyelo en vuestros juegos. ¿Es uno de tus valores ser agradecido? Permite que te escuche a menudo darle las gracias a él y a los demás.

¿Pretendes que sea alegre? Lo aprenderá a base de recibir trato afable. Cada niño trae su temperamento, pero podrás fomentar su alegría si vivís juntos frecuentemente situaciones divertidas y risueñas.

¿No quisieras que fuera demasiado tímido? No le etiquetes, que no te oiga explicar a otros que es tímido. Mejor **valida su**

emoción y aclárale que a todos hay circunstancias que nos dan vergüenza. Mira siempre su carita cuando tú u otros adultos se refieran a él, comprueba cómo recibe la información y no dudes en ponerte a su altura para aclarársela si lo precisa. Facilítale situaciones de relación en las que se sienta seguro, en pequeños grupos, y modela formas asertivas de interacción. Mantén frecuente contacto visual con él para que se acostumbre a ello dentro de la calidez y seguridad que tú le transmites.

¿Esperas que se respete a sí mismo? Tiene que ver con cómo día a día tú le respetas y reconoces sus necesidades y emociones, y cómo llevas a cabo acciones de respeto hacia ti misma.

¿Te gustaría que disfrutase del contacto con los animales? Compartir con él experiencias placenteras con peludos y otras variedades será la mejor manera de fomentarlo.

¿Querrías que fuera valiente? Confía en él (y para ello has de ser valiente tú, es decir, tener miedo y no transmitirlo). **Si nosotras pensamos que no pueden, ellos también lo creerán y los limitaremos (inconscientemente, pero lo haremos).** Que los otros crean en ti y tú lo notes es un motor inigualable; además, superar un miedo es una fuente brutal de autoestima.

¿Valorarías que tuviera tolerancia a la frustración? **Te toca tolerar a ti sus frustraciones con estoicismo y transmitiendo presencia y calma.** Estas situaciones también son oportunidades para crear confianza ofreciendo empatía, sin dejar de exigir que se respeten las normas y los límites de la familia. **Según su capacidad de comprensión puedes reconocer también tu propia frustración.** Queremos crear en nuestros hijos la firme convicción de que, cuando nos necesiten, estaremos ahí para apoyarlos, aunque no podamos resolver el problema concreto que afrontan u optemos por no hacerlo.

¿Quieres que sea OPTIMISTA? Ya hay estudios que corroboran que lo más importante para ello es SENTIRSE AMADO. Podría acabar aquí este párrafo, pero te añado algún dato más. **Que te escuche a ti enfocarte en lo positivo, especialmente en**

las conversaciones que tienes con él. Cuéntale historias felices y exitosas. Recordar en positivo es también clave para mejorar la confianza del niño. Los recuerdos de nuestra vida, aquellas experiencias que por una u otra razón merecen ser recordadas, se almacenan en el precúneo, una región de la corteza cerebral posterior. Cada vez que el niño (y posteriormente el adulto) debe tomar una decisión respecto a si es capaz de emprender un proyecto o de resolver un problema, su cerebro busca en el precúneo recuerdos que avalen su decisión. No olvides repasar al final del día aquellas experiencias más significativas y aprovechar su tendencia natural a recordar mejor lo positivo, sin dejar de prestar atención a los recuerdos negativos sobre los que el niño necesita hablar.

¿Ansías que confíe en sí mismo? La autoconfianza depende directamente de la confianza que deposites en él. Si sus padres se pasan todo el día preocupados por su salud, seguridad o bienestar, el cerebro del niño solo puede entender dos cosas: que el mundo es peligroso y que no es del todo capaz de enfrentarse a la vida por sí mismo. Ante cualquier desafío o novedad, el niño sentirá en su amígdala una señal de alarma que lo hará reaccionar con miedo, buscando huir del reto y esconderse. Sin embargo, aquellos niños en los que sus padres han depositado más confianza serán capaces de activar los circuitos de afrontamiento y de mantenerlos firmes incluso ante la incertidumbre.

¿Te gustaría que tuviera buena memoria? Cuéntale cuentos y háblale de las cosas que ha vivido. Yo le hago cuentos personalizados con sus fotos, por si te sirve de idea, pero si no tienes tiempo, un álbum siempre servirá como cuento espontáneo en cualquier momento, porque acabáis hablando de las fotos. «Si la historia se escribiera en forma de cuentos, nunca se olvidaría» (Kipling). Bilbao propone que usemos un estilo comunicativo positivo-elaborativo que se caracteriza por narrativas elaboradas en las que se ordenan los sucesos temporalmente, se hace hincapié en los detalles ocurridos y se centra la atención del niño en aquellos momentos que fueron divertidos o positivos. Para ayudar al niño a seguir y fijar la historia, cuando conversemos acerca del pasado, conviene hacerlo de una manera ordenada, como en una secuencia de relatos que permita hilar cada suceso con el siguiente. Cuando elaboramos narraciones sobre el día, las vacaciones o la fiesta de cumpleaños a la que acabamos de asistir, es importante prestar atención a los detalles. La memoria del niño fija ideas generales, impresiones, pero pocos detalles. Hablar sobre el pasado y ser capaces de hilar lo que ha ocurrido recientemente con hechos más lejanos y, a su vez, con el pasado remoto puede ayudar a que la memoria desarrolle una mayor capacidad de alcance y agilidad en la recuperación de los recuerdos.

¿Es tu prioridad que sea inteligente? Dejo que Einstein te responda a esta pregunta: «Si quieres que tu hijo sea inteligente, léele cuentos. Si quieres que sea más inteligente, léele más cuentos».

¿Te gustaría que tuviese un vocabulario amplio? Has de tenerlo tú y compartirlo con él. Empieza por aprovechar el periodo sensible del lenguaje que describió María Montessori: se inicia durante el embarazo, a los siete meses aproximadamente, y termina hacia los seis años. Hablar con el niño es darle la oportunidad de aprender el lenguaje. Notarás especialmente una explosión lingüística a partir de los dos años de edad, etapa en la que pueden adquirir vocabulario a un ritmo de hasta cincuenta palabras por día.

Cuando crezca, ¿quieres que lea? Te recomiendo que te vea leer y que tenga acceso a libros en casa. Es cierto que generalmente se aprende a leer en la escuela, pero, sin lugar a dudas, el amor por la lectura es algo que se siembra y crece sobre el regazo de los padres. Si ya te ha visto en alguna ocasión intentando leer este libro, anótate un minipunto.

¿Esperas que sea sociable? Pues para esto justo toca no presionarle en situaciones sociales. Has de favorecer que pueda explorar su forma de relacionarse, de manera cómoda, con tu cercanía, acompañándole sin sustituirle, para que el niño marque progresivamente los ritmos que le permiten irse sintiendo más autónomo (llega un momento que te pide que te vayas, aunque al principio te parezca imposible). Y, una vez más, siendo ejemplo de relaciones saludables.

¿Sueñas con que llegue a ser resiliente? Afrontad en familia las situaciones difíciles haciendo partícipes a los niños. Cuando las emociones son dolorosas, una aptitud importante que transmitir a nuestros hijos es saber que incluso el dolor puede ser asimilado por la conciencia y ser algo de lo que aprender. Para los niños, puede tener un gran efecto descubrir que su dolor no dura eternamente. Sí, las olas emocionales vendrán, y seguirán viniendo, pero uno puede aprender a dejarse llevar por ellas o a sumergirse bajo la superficie. Queremos que nuestros hijos aprendan a disfrutar de los buenos momentos y a sobrellevar los dolorosos, teniendo siempre en cuenta que esas emociones pronto pasarán y se transformarán en algo distinto.

Desde la década de los cincuenta se sabe que la exposición temprana al estrés, intermitente y por periodos breves, promueve el desarrollo de resiliencia, inversamente a lo que sucede con el estrés prolongado y constante. A medida que el menor vaya creciendo, podrán ayudarle a la autorregulación en momentos de estrés actividades como las siguientes: intervenciones que conectan mente y cuerpo como la meditación, el *mindfulness*, el yoga y la actividad física.

¿Te encantaría que se expresase a través del arte? Picasso dijo: «Todo niño nace siendo un artista, lo difícil es seguir siendo un artista al hacerte mayor». **Además de ser creativa tú, no coartes su creatividad natural, evita por ejemplo ser muy directiva en tus comentarios del tipo**: *Así no se hace, eso no está bien, te has equivocado, vuelve a hacerlo bien, yo voy a enseñarte, lo has hecho al revés, está mal.* Mejor observa y confía y, si has de decir algo, que sea similar a: *Qué interesante, ¿a ver cómo lo has hecho?, ¿ya has terminado?, ¿cómo podrías hacerlo de otra manera?* Intentemos responder más veces que sí y menos veces que no, las situaciones a las que esto nos lleve aumentarán la creatividad de todos porque nos saldremos a menudo del plan prefijado, lo que fomenta el pensamiento divergente que nos da la capacidad de ver alternativas. «La lógica puede llevarte desde el punto A hasta el punto B, pero la imaginación puede llevarte a cualquier lado» (Einstein).

¿Cómo le enseñarías empatía? ¿Hablándole de emociones? ¿Contándole cuentos? ¿Poniéndole ejemplos? Todo eso sumará, pero ¿sabes qué será lo más importante? Ser empática con él, así de claro: **a base de experimentar frecuentemente que te enfocas en entender sus emociones y ponerte en su lugar; progresivamente, la recepción de este trato le irá allanando el camino para él poder empatizar con otros según la maduración de su mentalización se lo vaya permitiendo**. Además, esto se puede empezar desde su llegada al mundo como recién nacido, hablándole de lo que vamos a hacer o de lo que está experimentando al vestirlo, bañarlo, cambiarlo, alimentarlo, etc. Daniel Siegel nos dice que cualquier paso que demos para desarrollar en nuestros hijos actitudes empáticas será un importante regalo para ellos y una inversión en el éxito de sus relaciones futuras. El paso que yo te propongo es poner atención en tu propia actitud empática, aludiendo de nuevo al hecho de que tus hijos te observan todo el rato.

Cuando «vemos» la mente de nuestro hijo, este aprende a ver su propia mente. A esta aptitud la llaman Siegel y Payne *visión de la mente*, y se sitúa en el centro de la inteligencia emocional y social. Esto se aprende recibiendo acogimiento y validación emocional. La experiencia repetida del consuelo interactivo puede traducirse en el niño en la capacidad interiorizada de consolarse a sí mismo cuando lo necesita. Como narra Cristina Gutiérrez, **cuando un crío entiende alguna de las cosas que siente o aquello que le pasa por dentro, ves que de golpe le cambia la mirada y modifica dócilmente su comportamiento**, como ocurre a menudo en la granja escuela que dirige en las faldas del Montseny en Barcelona, donde entrenan en competencias emocionales a niños y familias aprovechando la interacción con la naturaleza.

Una madre pendiente de la importancia de la validación emocional desterrará frases automáticas, aunque bien intencionadas, del tipo *No llores, no te pasa nada* y se habituará a **reconocer circunstancias relevantes para el niño sin magnificarlas, normalizando y permitiendo emociones,** nombrándolas y aplicando una narración de lo sucedido y sentido acorde a la maduración del niño, con preguntas exploratorias y búsqueda compartida de soluciones. Además, ser empática con tu peque, es decir, validar las emociones que expresa y dar respuesta a sus necesidades, te ayudará también a entender cosas de tu interior. Me refiero a poder diferenciar los recuerdos desencadenantes y las emociones no resueltas de tu infancia que se te despiertan de nuevo ante actitudes de tu propio hijo. Quizá aprendiste algunas formas de comunicación y relación que no son las más saludables. Es fácil que todos encontremos algo que mejorar en nuestra forma de comportarnos cuando aprendemos a analizarlo en profundidad, y la oportunidad de guiar a un nuevo ser humano puede ser el mejor espejo en el que mirarnos. Nuestros padres seguramente lo hicieron lo mejor que pudieron con nosotras, y eso mismo queremos hacer ahora, con lo que ellos nos dieron y con lo que nosotras elegimos desde la comprensión profunda.

Sí, amiga, todo empieza por ti misma. Así que, por favor, NO TE OLVIDES DE TI. Porque para ser modelo de todo lo que a ti te importa, no tienes que sacarte un máster en crianza, solo tienes que sentirte bien. Y, por supuesto, esto es extensible al otro progenitor, solo que enfatizo el mensaje a la madre por ayudar a vencer esa tendencia a no priorizarnos que en ocasiones se da.

Y de nuevo te recuerdo, para quitar presión, que no eres el único elemento en este proceso, **pero sí serás la base desde la cual podrá nutrirse de otras fuentes de tu entorno.**

Tu hijo lo ve

- Cuidar tus relaciones es una forma de cuidarte a ti y a tu hijo.
- Le servirá como modelo para sus futuras relaciones.

¿Te has planteado cómo se llevará tu hijo contigo en el futuro? ¿Qué tipo de pareja o amistades elegirá? Como todo, el proceso empieza en ti: cómo tú le tratas y cómo te ve tratar a otros y dejarte tratar por tu entorno.

Llévate con tu madre como quieras que tu hija se lleve contigo. Ella te observa todo el tiempo, ella está aprendiendo cómo son las relaciones familiares de tu mano. Así que la crianza te brinda la oportunidad de reconciliarte con tu propia realidad y mirar desde el prisma más positivo que seas capaz y que te permitan tus circunstancias.

Relaciónate con tu marido como quisieras que tu hijo se llevase con su pareja en el futuro. Él te observa y aprende que la normalidad es como vosotros os tratáis. La paternidad es un reto de convivencia y también una excelente oportunidad de desarrollo de trabajo en equipo. Mejora cada día un pequeño detalle de comunicación, afecto o cercanía, estarás sembrando para tu propia armonía y como ejemplo de vida. Cuando convivimos, influimos enormemente en la forma de pensar de nuestra pareja; reconocedlo, fortaleceos y sed una influencia positiva el uno para el otro. **Querer a tu pareja también es una forma de querer a tu hijo.**

Estoy hablando en general, sé que hay muchos tipos de familias, pero el mensaje es que **el amor que tu hijo te vea intercambiar con tu entorno también le influye y le enseña a él, por lo que cuidar tus relaciones también es una forma de cuidarte a ti y a tu pequeño.** Y esto incluye el quererte a ti misma, ya que ello se traduce en tu forma de comportarte, mirar el mundo y hasta caminar, eso también tu hijo lo ve y se empapa de ello.

Nuestros niños, de alguna manera, pueden convertirse en nuestro motor motivacional para mejorarnos a nosotras mismas e influir en nuestro ambiente.

Comparto aquí una herramienta más de **Disciplina positiva** que ayuda a educar desde el modelado a los hijos. Se trata de las **reuniones familiares semanales**, propuesta para cuando los niños tengan edad de participar en las decisiones de las rutinas de casa. En estas asambleas, toda la familia aprenderá a: escuchar, hacer sugerencias, resolver problemas, respetarse mutuamente, calmarse antes de resolver un problema, tener en cuenta a los demás, colaborar, ser responsables en un entorno seguro, escoger soluciones respetuosas con todos los involucrados, sentirse tenidos en cuenta e importantes, tener responsabilidad social, aprender de las maravillosas oportunidades que nos brindan los errores.

Tu forma de dirigirte a ellos les sirve de modelo y tarde o temprano usarán tu mismo estilo. ¿Has probado a hacer preguntas de curiosidad a tus hijos en lugar de darles órdenes? **Las órdenes crean resistencia o sumisión** porque son vividas como exigencia, mientras que las preguntas generan pensamiento crítico, aprendizaje y cooperación. Y esto no es solo de padres a hijos, **es relevante en la comunicación con la pareja y otros familiares** (porque nuestros hijos ven y escuchan cómo nos comunicamos los mayores). Mejorar nuestra forma de dirigirnos a nuestros hijos es una excelente vía de optimizar el resto del diálogo familiar e intrapersonal.

LOS RETOS

¿Sientes que desatiendes otras relaciones?

- El impacto positivo de reforzar la conexión con tu pareja, sois un equipo.
- Comunicación respetuosa.
- Formas en las que las personas nos relacionamos: metas equivocadas.

La conexión inicial mamá-bebé es tan intensa y demanda tanto que puede ocurrir que otras personas de tu entorno cercano sufran la diferencia en la atención y el cuidado que les prestabas previamente. Es inevitable que estas relaciones cambien temporalmente, pero hemos de atender dicho cambio, pues ignorarlo puede ser perjudicial para todos. Es algo que tenderá a equilibrarse, y será de gran ayuda que los demás no luchen contra esta actitud fisiológica de la madre, y se acerquen a ello desde el apoyo y la calidez en el trato.

En el caso de **la pareja, es a él o ella al que le toca cuidar más en este periodo y ya se irá reequilibrando la situación progresivamente**. Además, el papá o la persona que sea el apoyo principal será esencial en la compensación emocional de otros miembros de la familia más dependientes como puedan ser otros hijos. Igualmente, la madre ha de aportar, dentro de lo posible (sin desatender al nuevo miembro de la familia ni su propia recuperación) atención especial a sus otros hijos, para que sepan que la mirada cariñosa de su madre sigue pendiente de ellos.

¿Y qué pasa con las mascotas? Pues también se pueden sentir desplazadas si estaban muy apegadas a la madre. Eso será inevitable inicialmente, pero existen maneras de subsanarlo para que el animal lo acepte y se adapte. El apoyo de la otra persona adulta se hace imprescindible en esta adecuación.

Dicho esto, **la madre también hará por atender emocionalmente a su pareja de forma recíproca.** De hecho, puede que sea una de las épocas de la vida en las que más han de cuidarse ambos mutuamente de forma activa y consciente. No dejes que los conflictos queden sin resolver, creándose cada uno una película mental que progresivamente os aleje, favoreciendo otros desencuentros. Eso sí, para aclarar estas situaciones hay que saber observar el ánimo del otro, estar en la misma habitación, mirarse a los ojos, comprobar su receptividad, no soltar toda la información de golpe, comprobar que ambos nos estamos comprendiendo y no hablar desde toda la tensión acumulada, es decir, atender también a las señales emocionales presentes en nosotras. No es cuestión de explotar, pero tampoco de aguantar e irnos llenando de incomodidad, sino de **gestionar y comunicarnos desde la serenidad.** Las pautas de la **Comunicación no violenta** nos pueden ayudar en los desencuentros con la pareja, retomando el tema desde la valoración de ambos criterios, y a partir de ahí exponer las necesidades de ambos puestas en juego por el conflicto para que ninguno se vea mendigando valoración y reconocimiento, y ambos puedan relacionarse desde la libertad y el respeto. **Somos un equipo y desde ya estamos modelando la forma de relacionarse del pequeño.**

Con Comunicación no violenta, concepto en el que profundizaremos más adelante, me estoy refiriendo a una forma de transmitirnos información el uno al otro, verbal o no verbal, por acción u omisión, que provoca en la otra persona una cálida sensación de cuidado y consideración.

La Disciplina positiva (enfoque de crianza que se centra en enseñar desde el respeto mutuo y la comprensión, en lugar de recurrir a métodos punitivos o autoritarios) también abarca las relaciones de pareja desde la psicología de Adler, priorizando igualmente la conexión emocional antes que la corrección de comportamientos, y se enfoca en encontrar soluciones para los conflictos. Te desarrollo algunos conceptos por si son de tu interés.

Desde este paradigma se considera que es un cambio en la vida llegar a comprender que los pensamientos son solo pensamientos, no son la realidad. Entender esto en un nivel profundo puede ayudarnos a descartar formas de pensar que no estén favoreciendo las relaciones. Los recuerdos de la infancia (conscientes o no) generalmente contienen información sobre las creencias que nos formamos en esa etapa, las cuales pudieron ser desalentadoras o alentadoras. Estas creencias tienen un impacto poderoso en nuestra vida adulta. Actúan como un potente filtro para presentarnos la realidad. Señalar nuestras viejas creencias formadas en la infancia nos podría abrir la puerta a crear nuevos esquemas mentales que nos fortalezcan en lugar de desalentarnos, y que nos permitan ampliar la mirada y reconocer nuestros propios sesgos de interpretación.

Alfred Adler llamó a estas creencias sobre cómo desenvolvernos en la vida *lógica privada* y abarca nuestras ideas sobre cuál es la mejor forma de pertenecer en los círculos sociales, empezando por la familia. Algunas de estas ideas son muy útiles, mientras que otras crean desafíos para nuestro bienestar y nuestras relaciones.

Hay patrones de entendimiento que se repiten de unas personas a otras, los describo a continuación por si os reconocéis tu pareja y tú en ellos y, si es así, que os podáis liberar de aquello que no os haga bien.

De pequeños, según cómo nos relacionamos con nuestros padres y referentes, vamos creando nuestros esquemas mentales de cómo esperamos que sucedan los hechos cotidianos. Esta lógica privada puede llevarnos a **cuatro metas equivocadas: atención**

excesiva, poder equivocado, venganza e incapacidad asumida, como desarrollaremos en capítulos posteriores. Y cuando llegamos a adultos esto se puede traducir en lo que se han llamado las prioridades del estilo de vida (o carta más alta a la que jugamos). Esto describe ese as bajo la manga o la respuesta más inmediata que tenemos cuando nos sentimos (o anticipamos sentirnos) inseguros o vulnerables. Estamos hablando de las tendencias a reaccionar de una forma u otra que cada uno trae consigo.

Conocer esta información sobre ti y tu pareja será muy útil para llegar a entenderos en situaciones de crisis, y nombro esto en este libro por la «remota» posibilidad de que la maternidad os haya puesto en algún momento en jaque como pareja. Si así ha sido, ojalá esta información pueda clarificar algo para mejorar la navegación en equipo. Se han definido **cuatro estilos**, y date cuenta de que no es cuestión de juzgar, sino de comprender **cómo se puede estar sintiendo cada uno por hacer caso a su tendencia de pensamiento subconsciente establecido desde la niñez:**

– **Superioridad:** pertenezco solo si estoy haciendo algo con sentido. Me siento desafiado e inseguro (reacciono) cuando no estoy logrando cosas importantes y cuando los demás no están de acuerdo conmigo acerca de lo que es significativo y valioso.

– **Complacencia:** pertenezco solo si los demás me aceptan y validan. Me siento herido e inseguro (reacciono) cuando los demás no aprecian lo que hago por ellos y cuando no hacen un esfuerzo para saber y hacer lo que me agrada.

– **Control:** pertenezco solo si tengo el control sobre mí mismo, las situaciones (y algunas veces sobre otros). Me siento inseguro (reacciono) cuando pienso que los demás me están criticando y cuando me dicen qué tengo que hacer o se resienten y rebelan en contra del trabajo que hago, cuando sé lo que se tiene que hacer.

– **Comodidad:** pertenezco solo si permanezco dentro de límites seguros y familiares. No quiero hacer nada que sea estresante. Me siento inseguro (reacciono) cuando los demás no quieren seguir mi comodidad, o me presionan para seguir su ritmo.

Si alguno de los dos, o los dos, estáis instaurados en alguna de estas posturas, sin daros cuenta podéis entrar en discusiones vehiculizadas por el malestar que estáis sintiendo. La ira es un sentimiento legítimo. **El primer paso para gestionar la ira, en lugar de dejar que te controle, es reconocerla.** Cuando la reconocemos y la aceptamos, podemos ir más allá de ella y descubrir qué la desencadena para comenzar a centrarnos en las soluciones.

A veces se enquistan formas de incomunicación en la pareja. Gottman describió lo que llamó ***Los cuatro jinetes del apocalipsis*****: crítica, desprecio, actitud defensiva y actitud evasiva.** Cualquiera de estos «jinetes» anula la comunicación respetuosa y amorosa. Y se les ha dado ese nombre tan catastrófico porque una vez que se instauran esas formas de comunicación van minando la relación progresivamente si no se reconduce el patrón.

Para hablar de estos temas, que en principio pueden resultar incómodos, utilizar la comunicación no violenta puede ser una buena herramienta, en la cual nos adentraremos con mayor profundidad en capítulos posteriores, ya que ella nos hace ver, por ejemplo, que no se recibe igual una orden que una pregunta. Observa lo que sucede en tu cuerpo cuando te ordenan: puedes notar rigidez, y el mensaje que llega a tu cerebro es «resistencia». Sin embargo, al recibir una pregunta con respeto, expresado verbal y no verbalmente, el cuerpo se relaja y el mensaje que va a tu cerebro es «la otra persona busca una respuesta», lo que nos hace sentirnos con más predisposición a cooperar.

En el inicio de la maternidad y paternidad, es prioritario prestar atención a los pequeños detalles comunicativos que pueden ser grandes signos que demuestran pertenencia mutua y nos hacen ver especiales a los ojos del otro. Con mucha frecuencia obviamos las pequeñas cosas porque no entendemos cuán poderosas pueden ser en una relación. Lo que parece poco para uno de los dos puede ser enorme para su pareja.

Si no reflexionamos sobre ello, podríamos sorprendernos pensando que la única manera de mostrar amor es la misma forma en que nos gustaría recibirlo. Es bueno fijarse en los **lenguajes del amor** previamente mencionados: **palabras de afirmación, tiempo de calidad, actos de servicio, regalos y contacto físico**. Es bueno conocer cuál prefiere y entiende nuestra pareja para darnos cuenta de su manera de querernos y saber cómo le gustaría que se lo devolviésemos. **No tenemos que ser iguales para ser felices juntos.**

Mamá segura, apego seguro

- Nos convertimos en quienes somos por la manera en que conectamos con nuestra figura de apego.
- Cuanto más segura esté una madre, mayor seguridad y confianza emocional transmitirá a sus hijos.
- Pongamos atención en la experiencia interior de los hijos ofreciendo comprensión y legitimación / mentalización.
- El amor cura.

Apego seguro es aquello que buscamos para nuestro bebé, es decir, hacerle sentir la protección necesaria para que desde nuestra cercanía se atreva progresivamente a la exploración del entorno (ocurre cuando el niño se siente confiado de que sus necesidades físicas y emocionales están atendidas de manera constante y sensible). Esto se va produciendo según vamos interaccionando con el pequeño en el día a día. Ahora bien, si la madre no se siente segura y no está confiada en sus propias habilidades en la mayoría de las interacciones con su hijo, le será más difícil transmitirle al infante una sensación acogedora y de consuelo. Volvemos a la misma idea: **reforcemos a la madre y estaremos ayudando al chiquitín.**

El trabajo de Fonagy (1991) concluye que es posible predecir en un 75 % de los casos el estilo de apego de un niño. Para ello emplea dos variables: el vínculo de la madre hacia el feto cuando estaba embarazada y el apego que tenía la propia madre cuando ella era pequeña, hacia su propia madre. Es importante saber que los buenos tratos a la infancia comienzan en la vida intrauterina con una madre que se cuida y recibe las atenciones médicas que necesita, con una pareja involucrada que la acompaña y apoya durante toda la gestación, para que pueda estar tranquila y sea un embarazo en el que ella y su pareja empaticen y conecten emocionalmente, mediante felices comunicaciones neuroafectivas, con su hijo. Además, estos buenos tratos realmente están inscritos en las historias de vida de los futuros padres, en la medida en que han recibido ellos buenos tratos o han sido capaces de reflexionar y modificar la actitud para desarrollar mejores capacidades parentales generación tras generación. **Aproximadamente un 60 % de la población tiene apego seguro, mientras que un 40 % tiene apego inseguro (evitativo, ambivalente o desorganizado).**

El estilo de apego se inicia en el tercer trimestre del embarazo y se considera ya consolidado en torno a los 8-10 meses, para seguir reforzándose mediante las continuas interacciones con la madre. Con cada adulto relevante (presente y activo en el cuidado) tendrá un proceso de apego personalizado según cómo se responda a las acciones del pequeño (resultado de la combinación de la personalidad del adulto y el temperamento del nuevo individuo). Según Guerrero, un bebé de hasta un año aproximadamente debe apegarse a dos personas, tres como máximo (las más presentes de forma continuada y predecible en su cuidado). **Por ello, si en este primer año le cuesta pasar tiempo con otras personas, no lo vivas como algo malo, sino como completamente natural y que incluso puede ser signo de apego seguro** (aunque para llegar a dicha conclusión hay que analizar la situación completa). Eso sí, condicionará mucho tu ritmo de vida, por lo que toca hacer maravillosas adaptaciones para que lo puedas vivir con disfrute y no como carga.

Recuerdo aquí la nombrada teoría de la exterogestación, que habla de que nacemos antes de tiempo y por ello los primeros meses precisamos mucho contacto físico con la madre, casi como canguritos. Por si a alguna mamá, al verse inmensa en la exigencia vital de este periodo, se le pasa por la cabeza que aquí la biología patinó un poco, ofrezco la siguiente reflexión: todo lo que se selecciona evolutivamente es porque tiene beneficios para la especie, así que cuando estés cansada en ese primer año, especialmente, en el que has de hacerlo casi todo mientras cargas a tu hijo, CONFÍA, PORQUE LA NATURALEZA SABE QUE PUEDES RESISTIR, ha hecho a la mujer con esa capacidad (eso sí, capaz también de arroparse en su tribu para conseguirlo con menos desgaste).

Estas ideas me llevan a darme cuenta de **cuán importante es el apego para nuestra supervivencia, ya que la vida nos saca del útero antes, confiando en que nuestras madres nos protejan de los peligros, siendo ellas protegidas por pareja y tribu, para que el bebé empiece el proceso de apego**. De forma que cuando por fin sea capaz de alejarse de la madre, ya tenga tal vinculación creada que su comportamiento se vea fuertemente influido por esa búsqueda de protección y contagio emocional que le permite saber cuándo está seguro y cuándo no. Se habrán iniciado de esta forma los esquemas cerebrales de relación social, para que ese movimiento se dé con menor exposición a peligros y favoreciendo el aprendizaje.

Y tan importante es la conexión con otro ser humano para nuestra supervivencia que los estudios de Trevarthen pusieron de manifiesto que una de las primeras cosas que hacemos al nacer es buscar la mirada de nuestra madre, y ello calma al neonato. Añadamos mirada a ese precioso momento *piel con piel* tras el alumbramiento. Yo lo hice instintivamente: según cogí a mi muñequita en la sala de partos, el día que nació, sentí gran necesidad de verle la cara para conocer por fin a esa soñada personita que me había acompañado tantos meses en mi interior. Creo que casi todas lo hacemos, pero lo cuento aquí para que le pongamos conciencia y así lo saboreemos más. Miremos, olamos y toquemos a nuestros bebés estando plenamente presentes en ello, a diario.

La importancia de la conexión de la mirada no decae, sino que aumenta en importancia favoreciendo el desarrollo cerebral. Así lo pusieron de manifiesto los trabajos de Tronick en los que se pedía a las madres que interrumpiesen el juego con sus bebés de forma súbita quedándose totalmente inmóviles con la mirada perdida durante dos minutos, tiempo suficiente para que los lactantes manifestasen múltiples síntomas conductuales de estrés. Y es que la emocionalidad transmitida en la expresión facial es algo a lo que el bebé está muy atento, como a quien le va la vida en ello. Ya en los años sesenta, Mehrabian demostró la importancia de la expresión facial en la comunicación (pudiendo enfatizar o contradecir el mensaje verbal). Te animo a reflexionar cómo crees que influirá el estrés, el miedo o la tristeza en las expresiones faciales de una madre, y cómo ello llega al pequeño, que tanto la necesita como referente. A sabiendas de que la tristeza conecta con la sensación de pérdida y el miedo con la percepción de peligro.

Una relación de apego seguro permite a un niño sentirse a gusto en el mundo e interactuar con los demás como un auténtico individuo que sabe quién es. Aborda el mundo desde lo que hemos llamado un cerebro afirmativo, interactuando con nuevas oportunidades y retos desde una postura abierta, curiosa y receptiva, en lugar de rígida, temerosa y reactiva. No solo es más feliz y se siente más satisfecho, sino que también es más fácil estar con él y criarlo (Siegel y Payne). **Los niños con apego seguro tienen más probabilidad de relacionarse de manera sana con sus amigos y tienen menos probabilidad de ser maltratados o de maltratar que los niños con apego inseguro.** En caso de que no haya disfrute de ambas partes (adulto y menor), la probabilidad de desarrollar un apego seguro es menor.

Sin apego seguro, una situación causante de estrés que podría haber sido relativamente manejable puede pasar a la

categoría de tóxica si se deja que un niño afronte la adversidad él solo, o si no ha desarrollado el modelo operativo de apego seguro que proporciona un recurso interno de resiliencia (entendida como afrontamiento y superación de adversidades desarrollando aprendizaje y refuerzo de habilidades personales). No me voy a dedicar en este libro a profundizar en las consecuencias de los diferentes tipos de apegos inseguros (evitativo, ambivalente y desorganizado) porque mi prioridad es reforzar los seguros y ayudar a tender a la seguridad a todas las lectoras que tengan ellas mismas un apego menos afortunado. Sé que una madre que lee este libro avivará las conductas de protección sana en la relación con su hijo desde la comprensión que esta información le brinda. Seguiremos pues, ahondando en el apego seguro.

Los padres seguros tienen una buena capacidad de mentalización de los estados emocionales propios y de sus hijos. También te digo, querida mamá, que no es necesario sentirte segura y acertada en todas las interacciones con tu hijo para que este apego se dé. El mensaje que queremos grabar en la mente del pequeño es: *Mi madre no es perfecta, pero sé que vela por mi seguridad. Si necesito algo, se dará cuenta y responderá con rapidez y sensibilidad. Puedo confiar en que otras personas también lo hagan. Mi experiencia interior es real y merece ser expresada y respetada.* Irás aprendiendo poco a poco y conseguirás que la mayoría de las veces salgan las cosas bien, y eso será más que suficiente. Es fácil que una madre primeriza conecte con sentimientos de culpa cuando cree que lo podría hacer mejor. Permítete fallar para aprender. Y recuerda algo: hasta ese día en el que todo parece haber salido torcido, en el que te sientes la peor madre, tu pequeño está deseando volver a empezar un nuevo día a tu lado, él o ella siempre te dará otra oportunidad, porque eres la persona con quien más anhela estar. Si tu hijo te perdona con tal sinceridad y entrega, hazlo tú también.

Otra de las maravillas de la maternidad y la paternidad es permitirnos aprender también de nuestros hijos. Hasta cuando te estás sintiendo mala madre, eres buena madre, en el sentido de que justo el sentirte así es porque quieres hacerlo mejor.

Mamá con miedo, mamá insegura

Algunas mamás viven el embarazo con preocupación por lo que le pueda ocurrir al feto. Todas las recomendaciones y restricciones de las que nos advierten, los casos en los que somos incluidas en los programas de seguimiento de alto riesgo, así como algunas historias desafortunadas que llegan a nuestros oídos, pueden incrementarlo. El propio parto puede ser otro motivo de miedo y preocupación, así como la planificación de la interrupción laboral. Este caldo de cultivo más la invasión hormonal y las primeras dificultades en el cuidado del recién nacido pueden hacer que «segura» no sea precisamente como te sientas. Hay quien empieza la crianza preocupada por el peso del bebé, o la talla, quizá por dificultades en la lactancia, o por potenciales peligros que afecten al pequeño. Este estado de alerta estará bien mientras sea útil y protector, pero necesitaremos equilibrarlo para que no nos pase factura. Una vez encontrada la información o ayuda necesaria hay que confiar en el proceso madurativo del niño (con el gran rango de variedad que hay dentro de la normalidad) y en nuestro acompasamiento como padres. Podemos vivir cada visita al pediatra para el control del niño sano como un examen para ver si pasamos o no el percentil, o como una espléndida oportunidad para resolver dudas. ¿De qué depende? Del miedo que llevemos y de la tendencia a aprobación externa a la que estemos habituadas. Ojo, estoy hablando aquí de la consulta del niño sano, no de cuando consultemos por enfermedad.

Toda amenaza imaginada tiene un potencial de asustar muy grande, pero hemos de relativizar cómo de probable es que pase, y no vivirla como inminente solo por el hecho de que sea posible que ocurra. Como dijo Mark Twain, «tenemos un montón de preocupaciones en la vida, la mayoría de las cuales nunca llegan a suceder». Pero, claro, si dejamos que estén presentes mucho tiempo en nuestra mente condicionando nuestra emoción, comentarios, decisiones y reacciones, al final en cierta forma las vivimos, las contagiamos y, lo que es peor, le podemos crear miedos aprendidos a nuestro pequeño. Así que, sin descuidar la precaución, relajemos el nivel de alerta e hiperreacción desde la calma y la sensatez. Mensaje también dirigido a las abuelas, que en algunas ocasiones son las que más se asustan y contribuyen a asustar a la mamá primeriza y al nieto. Quizá esa reactivación descrita de su cerebro materno con las múltiples conexiones con la amígdala cerebral tenga algo que ver en ello. Querida mamá que lees este libro, si te pasa esto, no te enfades con tu madre, pero procura no contagiarte, solo hasta donde la prudencia marque.

Llamamiento a la pareja: si ves a la madre muy asustada, busquemos momentos placenteros y de humor, ello ayudará a cambiar el ánimo, y así las preocupaciones se verán más relativas. El padre, haciendo reír a la madre, también está trabajando por el apego seguro de su bebé. Hay que alentar a las madres, y esto no pasa por decirles que no se sientan como se sienten, o por criticar algún acto de cuidado del bebé, sino por quererlas y demostrarles afecto. Una madre que se siente empoderada y segura mueve montañas. No olvidemos que emociones como la ansiedad, la preocupación y el nerviosismo activan la familia emocional del miedo.

En cuanto a los miedos, es importante ponerlos en contexto. Me hizo gracia una frase que leí que versaba así: *Cuando era pequeña pensaba que las arenas movedizas serían un problema más relevante en mi vida*. Y es que muchas veces vivimos preocupados por cosas que no pasarán, es más, debido a ello puede que hasta desatendamos algunas circunstancias que sí son más plausibles de ocurrir. Cuando tenemos los mecanismos del miedo muy activados, conseguiremos que nuestro pensamiento les dé contexto, pero asustarnos por todas las posibles circunstancias amenazantes no será muy productivo; claro que pueden ser posibles, pero ¿cómo de probables?, ¿hasta qué punto merece la pena que nos condicionen? Una madre serena tolera mejor la incertidumbre y se abruma menos por los peligros, sin perder la prudencia. Además, hablarle al bebé constantemente de riesgos no le ayudará a configurar una mente optimista. Como todo, esta información hay que personalizarla a la situación de la madre y temperamento del niño, pero conozcamos esta influencia.

Tenemos los mismos sistemas cerebrales de alerta que tenían nuestros antepasados para huir de un depredador. Eso puede explicar que a veces nos alteremos más de la cuenta por un tema emocional, «como si nos fuera la vida en ello». Conocerlo nos ayudará a poner en marcha un llamamiento interno a la calma para poder relativizar la situación y desenfocarla desde la sensación de peligro que solo maximizará lo malo, y reenfocarla desde una mayor serenidad que nos permita valorar la transitoriedad del evento y otras miradas posibles para su interpretación y resolución. Si la maternidad reciente y el sentirnos superadas por algunas situaciones nos hace ir por la vida con el sistema de alerta activado sin percatarnos de ello, nos será más difícil pensar con gratitud y ver lo positivo que tenemos y que hacemos. Mediante la reflexión y el autocuidado podemos desactivarlo un poco para dulcificar nuestros puntos de vista y comentarios, incluso para poder ver con más optimismo nuestra relación de pareja y nuestro desempeño como madre, lo que fomenta la sensación de seguridad. La necesidad de sentirse segura es muy grande en este periodo, porque ansías darle seguridad a tu pequeño. Lo buscarás a toda costa, de forma sana si reflexionas o de la manera que puedas si estás abrumada.

Se evaluó el nivel de estrés de dos grupos de mujeres después de la Primera Guerra Mundial: 1) mujeres que habían perdido a sus maridos en la guerra; 2) mujeres que no sabían si sus maridos estaban vivos o muertos después del conflicto. Los resultados llegaron a la conclusión de que el nivel de estrés era mucho mayor en el grupo de mujeres que no sabían si sus maridos vivían o no, ya que no podían cerrar el duelo psicológico. La incertidumbre y el descontrol es algo que el ser humano tolera muy mal. Cuanto más segura se sienta una madre, más seguridad podrá transmitir a su hijo (en el momento de la vida en el que este más lo necesita). Una madre quiere conseguir que a su hijo no le salpiquen sus tormentas, pero somos humanas, y cada hijo recibe de su madre lo mejor que esta le puede dar; aspiremos a conocer cómo nuestra forma de reaccionar a la adversidad influye sobre nuestro retoño para hacerlo lo mejor que seamos capaces sin idealismos ni rigideces mentales, permitiéndonos errar y reconducir, queriéndonos también a nosotras en el camino.

Como resultado de contar con al menos una persona que esté presente para él de manera sistemática, el niño vivirá y tomará sus decisiones desde lo que llamamos una base en la que se siente a salvo, que creará sentimientos tanto de seguridad como de valor. Nos da una explicación útil de este proceso el Círculo de Seguridad Internacional, una organización que ha apoyado a familias de todo el mundo enseñando a los padres la importancia del apego e insistiendo en que un progenitor que está presente de forma sistemática puede ampliar el círculo de seguridad de un niño. Ello conlleva apoyar al niño en sus exploraciones ofreciéndole una plataforma de lanzamiento que, además de permitirle despegar, siga siendo un refugio seguro, un lugar al que pueda regresar en caso de temporal.

Como expresa el neuropsicólogo Álvaro Bilbao: según los estudios más recientes, **responder de una manera congruente (haciendo saber al niño que lo comprendemos y lo atendemos) es el factor más importante para que el niño desarrolle un apego seguro**. Esto le supondrá el nivel de confianza hacia el mundo, la seguridad que sentirá de que va a tener los recursos y las habilidades para desenvolverse por sí mismo y de que será atendido en caso de no ser así. En otras palabras, es la confianza emocional del niño. Al igual que transmitimos nuestra lengua materna, y no aprende nuestro hijo chino de nosotras si no hablamos chino, lo mismo pasa con nuestro idioma emocional y el resto de nuestras herramientas de relación. Espero que encuentres la manera de estar en la disposición adecuada de apoyar a tu hijo en la exploración, porque, como expresó Dreikurs: «Una rodilla lastimada se puede curar, pero el coraje lastimado dura toda la vida».

Que el niño se sienta a salvo es una necesidad biológica, su carencia de forma continuada supone un estrés patológico, condicionando incluso el crecimiento, el sistema inmune y la salud del infante en situaciones de gran deprivación. Comparto contigo un emotivo caso de mi consulta de rehabilitación infantil. Recibí a una niña de un año con parálisis braquial obstétrica, es decir, que durante el parto sufrió una lesión en los nervios que se encargan de la movilidad del brazo. Es una patología que se atiende en los servicios de rehabilitación para acompañar al niño en su recuperación, y solemos empezar el seguimiento desde el nacimiento, porque como en todas las lesiones neurológicas, la neuroplasticidad será más favorable cuanto antes se estimule la función, y además así nos adelantamos a que la parálisis interfiera con el alcance de los hitos del desarrollo. En este caso, llegaba ya con un año de edad porque se trataba de una niña china que había sido adoptada por una familia española, y en el centro de menores de origen ni siquiera se habían percatado de que no movía el brazo, por la baja estimulación a la que la niña había estado sometida. Tuve que hablar a la madre adoptiva de inseguridad en el pronóstico de recuperación por empezarse tarde el tratamiento. Pero para sorpresa de todos los implicados, la magia de la familia adoptiva, aportando amor y protección, hizo que la niña en los siguientes meses se fuese integrando en su nueva cultura y, a la vez que empezaba a expresarse en español, respondiese estupendamente a las terapias, hasta el punto de una sorprendente recuperación completa de la movilidad del brazo cuando cumplió los dos añitos. EL AMOR CURA.

Las investigaciones longitudinales sobre desarrollo infantil muestran que **uno de los mejores predictores para saber cómo será nuestro hijo (en cuanto a felicidad, desarrollo social y emo-**

cional, dotes de liderazgo, relaciones significativas e incluso éxito académico y profesional) es si ha adquirido seguridad por tener al menos una persona que estuviera presente para él (Siegel y Payne). Lecannelier describe al adulto que favorece que el infante se apegue de forma segura como un cuidador estable, continuo, presente, predecible, mentalizador, regulador, afectuoso, protector y disponible.

Cuando juegas al *cucú-tras* con tu pequeño, tapándote la cara con las manos, y se crea un lindo momento en el que reís juntos, puedes sentirte muy satisfecha, porque es signo de seguridad que disfrute de esa breve ausencia visual y se alegre al volver a verte. No se puede dar por hecho esto en todos los niños: hay datos publicados de bebés criados en orfanatos en ausencia de un cuidador estable a los que no les gusta nada este juego que pretende simular una separación momentánea del adulto, cosa que no tiene integrada como vivencia resiliente, sino que le conecta con la desprotección que siente.

Te dejo esta frase de María Montessori para la reflexión: «Cuando un niño se siente seguro de sí mismo, deja entonces de buscar la aprobación de los adultos a cada paso». Te la transformo para seguir con la tónica de este libro de que «todo empieza en ti»: cuando una madre se siente segura de sí misma, deja entonces de buscar la aprobación de otros a cada paso.

¿Dirías que el apego que formaste de pequeña tiene que ver con la personalidad que has desarrollado? ¿Y que este fenómeno está empezando a producirse con tu hijo también? Nos convertimos en quienes somos por la manera en que experimentamos la conexión con nuestra figura de apego, así como hasta qué punto sabemos con conciencia quiénes somos. Y esto es así al margen de que lo hayan reflexionado o no cada uno de los progenitores. Lo que quizá consideres una experiencia privada, personal e interna, como percibir tus emociones y regularlas, o tus recuerdos sobre ciertos sucesos, surge en realidad de tus relaciones sociales con otras personas importantes de tu vida, y de cómo tú, como niña, interpretaste aquello de forma consistente. **Desarrollamos la inteligencia emocional y social a través de la seguridad en nuestras relaciones de apego** (Siegel y Payne).

Los trabajos de Maselko (2011) descubren en una amplia muestra que niveles normales o altos de afecto materno a los ocho meses de vida tienen una relación directa con menores niveles de angustia a los treinta y cuatro años. Querida madre, puede que le estés ahorrando a tu hijo la necesidad de terapia; de hecho, Bowlby comparó el papel del terapeuta con el de una madre que ofrece a su hijo una base segura desde la que explorar el mundo. Por todo esto, no hay tratamiento de psicología infantil que no envuelva a los padres. Aprovecho para darte aquí un dato que comparte la psicóloga Julia Borbolla: el 99 % de los niños que ella ha atendido en terapia (casos en los que la relación con los padres se había tensado hasta el punto de solicitar ayuda), responden ante la pregunta de qué es lo que más quieren: *A su mamá y su papá.*

En roedores se ha analizado el apego hasta el punto de la influencia en los genes. Se trata del estudio de Meaney, en Canadá, en el que se observó una programación epigenética dada por el comportamiento materno. Me refiero a que el propio acto del cuidado puede inducir cambios en la expresión de los genes. Esto es, según el tiempo que mamá rata pasa amamantando, lamiendo y acicalando a sus ratitas, hay mayor o menor metilación del gen que codifica el receptor de glucocorticoides en el hipocampo de las crías. Y resulta que dicho receptor está involucrado en un proceso de retroalimentación para regular el estrés una vez finalizado un estímulo estresante, por lo que tener mayor o menor metilación de este gen influye en la mayor o menor expresión de esos receptores, lo que repercutirá en la capacidad para reponerse al estrés. Por ello, las ratas que recibían poco cuidado materno presentaban trastornos del tipo ansioso o depresivo cuando eran adultas por mayor metilación. Podríamos decir que **la ratita calmada con los lamidos de su madre sigue llevando consigo esas caricias en su mente cuando de mayor sufre estrés, lo que la ayuda a calmar-**

se antes, por esa transformación en los genes que le propicia mayor posibilidad de frenado del sistema de estrés, y **las más ansiosas son aquellas a las que les faltaron lamidos**. Me tomo la licencia de extrapolarlo a los humanos para reflexionar contigo: querida mamá, cada vez que le dices sí a tu pequeño acerca de cogerlo en brazos o dormir con él, cada vez que una caricia o abrazo tuyo le permite coger la fuerza suficiente para salir a explorar, estás influyendo en sus genes, y en el **autoconsuelo que se podrá aplicar a sí mismo en el futuro**. Incluso aunque no lo hagas todas las veces. Además, si alguna tenía el pesar de que su hijo se parece más a su marido, sabed que hasta los genes del marido los estáis domando para el bien del niño. Entre los dos conseguiréis la mejor versión. Fdo.: MAMÁ EPIGENÉTICA.

En la literatura tenemos muestras de esta intuición previa a los estudios: «¡Dichoso el hombre sobre el cual han llovido como celestial rocío los besos de sus padres!» (Palacio, en *Testamento literario*).

Los mencionados estudios en roedores también ofrecen datos muy esperanzadores para las crías que ya empezaron la vida con falta de caricias. Leed atentamente: **es posible una reversión de la metilación y del comportamiento relacionado con la ansiedad y la depresión**. ¿Cómo? mediante la **exposición a un ambiente enriquecido**: que en el caso de las ratas equivale a una jaula con toboganes, túneles, laberintos y con mayor espacio. Un entorno relacionado con estímulos positivos puede revertir la acción de adversidades tales como un bajo cuidado materno. En un niño, salvando las grandes distancias, efectos sanadores similares pueden darse con la «magia» de la adopción, por ejemplo.

Guerrero expone la metáfora del coche para ayudarnos a comprender la importancia de cubrir los diferentes tipos de necesidades que presentan nuestros hijos. Pongamos que en el momento del nacimiento, el niño tiene un depósito con una capacidad de 100 litros, pero está completamente vacío. Los padres y los adultos significativos que estamos alrededor del niño somos los encargados de ir rellenando ese depósito con «responsina». Cada vez que somos responsivos y contingentes con la necesidad emocional que presenta nuestro hijo, le estamos rellenando su depósito. Con responsivo, me refiero a ser capaz de responder de manera adecuada y oportuna a las necesidades, solicitudes o estímulos del menor. Eso sí, dejemos claro que no hay ninguna madre que sea capaz de cubrir el cien por cien de las necesidades de su hijo. Los estudios revelan que los padres más implicados y sensibles con sus hijos aciertan en torno a un 30 % de las ocasiones. **Respira tranquila, con el 30 % o más de atino estarás en el camino correcto.**

Las consecuencias de tener un depósito de responsina lo suficientemente lleno son innumerables: alta autoestima, buena capacidad de regulación emocional, resiliencia, etc. El hecho de que una persona tenga el depósito en reserva constante (por debajo de lo suficientemente bueno) aumenta significativamente la probabilidad de tener relaciones dependientes y adicciones.

Nuestras figuras de apego fueron determinantes para que hoy estemos vivos y seamos quienes realmente somos. Todo lo que hemos aprendido a lo largo de nuestra infancia se lo debemos a «un otro» que ha sido sensible con nosotros, ha respetado nuestras necesidades y nos las ha cubierto. «Para poder mentalizar a tu hijo, has de haber sido mentalizado por tu figura de apego» (Winnicott). Demos gracias a nuestras madres por nuestra capacidad de ponernos en el lugar de nuestros hijos actualmente.

Una solución quiero

- Observación respetuosa.
- Pide al niño su colaboración.
- Metas equivocadas: caminos erróneos que usa el niño para satisfacer sus necesidades profundas.

Reúno en este apartado algunas reflexiones desde la Disciplina positiva que pueden ayudar cuando dudamos en la educación de los hijos. El enfoque de este libro es desde el bienestar de la madre, así que el propósito de este capítulo nunca será aplicar presión sino dar herramientas para que cada día sea más llevadero y valoremos estrategias que nos puedan facilitar las cosas ayudándonos a sembrar para el futuro del niño y de la vida familiar.

Nelsen, tras ayudar a muchas familias, reúne respuestas a preguntas frecuentes de los padres, las cuales voy a resumirte aquí por si alguna te resuena y te es de utilidad. Si tu hijo todavía es muy pequeño, esta lectura te pondrá en antecedentes de lo que puede venir y te abrirá la mente a la mirada que más puede ayudarte y que puedes aplicar desde ya, me refiero a la contemplación que te permite **ver realmente al niño de forma respetuosa.**

Recuerdo una impactante dinámica en uno de los cursos de Diciplina positiva de Marisa Moya, en la que nos puso por parejas y nos dio la instrucción de que un miembro del dúo cerrase la mano y el otro consiguiese que la abriera. Allí cada uno desplegó sus mejores habilidades de fuerza, cosquillas, distracción, etc. Y tras unos minutos en los que las risas invadieron la sala, Marisa nos preguntó: *¿A alguien se le ha ocurrido pedirle por favor que abra la mano?* ¡Zas! Todos impresionados: nadie había hecho la amable petición. Tras lo que vino la reflexión de que pocas veces les pedimos a los niños su colaboración directamente sin hacerles sentirse obligados.

«Los niños no escuchan». ¿Esto siempre es así? ¿O quizá hay veces que podría resolverse modificando la actitud del adulto? En ocasiones caemos en: sermonear; no observar la reacción del niño a nuestras palabras; no pedir colaboración directamente; no respetar su instinto explorador; pedir un imposible para su capacidad actual (mantenerse quieto, saber esperar, entender la situación por sí solo…); no ver que las prioridades del niño no son las mismas que las nuestras; no escucharlo; etc. Esta información no es para priorizar siempre la visión del pequeño antes que la del adulto, sino para entender desde qué punto de vista el infante reacciona como lo hace. La información es poder, y la obtendremos de la observación respetuosa reconociendo su nivel de desarrollo (no es un adulto chiquitito, es una persona en evolución).

Como ya se ha adelantado en otros capítulos, existe en Disciplina positiva un cuadro informativo de *Metas equivocadas,* y esto hace referencia a entender que cuando un niño se comporta mal solo estamos viendo la punta del iceberg, pero que, si observamos más profundamente, podremos llegar a conocer qué objetivo errado está siguiendo para satisfacer sus necesidades profundas, es decir, qué pretende con esa forma de actuar. Y su propósito tiene que ver con cómo está interpretando la realidad (no siempre de forma acertada) y su necesidad sentida. Saber esto nos permite atajar la situación de manera constructiva.

Al considerar al niño que se porta mal como una personita desalentada o desmotivada buscando recuperar su sitio por un camino erróneo, la propuesta de acción nunca será un cas-

tigo. ¿Hacerle sentir mal para que se porte bien? Rompamos esa cadena infructuosa y cambiémosla por *quiéreme cuando menos lo merezca, será cuando más lo necesite.* Y habría que añadir *aunque sea cuando más te cueste...*

Según esto se describen **cuatro metas equivocadas** (es decir, cuatro propósitos de comportamiento disruptivo frecuentes en todos los hogares donde se está viviendo la crianza) que podrían resumir todas las malas conductas: **atención excesiva, poder equivocado, venganza e insuficiencia asumida**. Estos cuatro ítems tienen que ver con la insatisfacción de las cuatro necesidades esenciales (que la Disciplina positiva reconoce en el niño). Esas necesidades, que ya enumeré previamente, son: sensación de pertenencia; poder personal y autonomía; habilidades sociales y de vida, y percepción de capacidades.

Clasificar el comportamiento del niño de esta manera (a través de las 4 metas en relación con las 4 necesidades esenciales) me da pistas de su necesidad insatisfecha o carencia y de la respuesta que en lo más hondo de su ser espera. ¿Y cómo sé en qué meta se encuentra? Pues depende de cómo me haga sentir a mí su conducta y desde qué emoción le estoy respondiendo. Porque esto es algo que tiene que ver con cada relación adulto-niño. Así que LA CLAVE ESTÁ EN TI, una vez más, para lo cual hace falta un potente autorreconocimiento emocional (lo que hemos llamado automentalización). Si ante un mal comportamiento, su actitud me hace sentir molesta e irritada y desde ahí le respondo, probablemente su meta sea atención excesiva; si me reconozco desafiada y según ello actúo, el niño estará manifestando poder equivocado; si me veo herida y así se lo expreso, está en la meta de venganza; y cuando me siento incompetente y lo manifiesto, se asocia a la meta de insuficiencia asumida.

Si consigo clasificarlo, podré reconocer lo que en realidad me está diciendo el niño, **el cual es un gran observador, pero en muchas ocasiones mal interpretador**, como se ha indicado previamente, lo que le puede llevar a creencias erróneas que le hagan

perseguir metas equivocadas con el afán de ser tenido en cuenta de la única manera que encuentra disponible. Jane Nelsen nos propone un potente *traductor* que nos puede cambiar radicalmente la mirada a la situación:

1) Niño que busca **atención excesiva** haciendo sentir irritada a su madre. Niño que quiere decirte, pero no sabe cómo: *Fíjate en mí, involúcrame de forma útil.*
2) Niño que busca **poder equivocado** haciendo sentir a su madre desafiada, por lo que esta podría entrar en lucha de poder (hacen falta dos para el enfrentamiento), o entender que en el fondo le puede estar diciendo: *Déjame ayudar, dame opciones.*
3) Niño que ejerce la **venganza**, ante lo que su madre se siente herida. Antes de ofenderte y tomar represalias piensa que puede estar queriendo decirte sin tener una mejor manera para hacerlo: *Me siento dañado, valida mis sentimientos.*
4) Niño que manifiesta **insuficiencia asumida** ante lo que su madre se siente incompetente. Antes de darte por vencida analiza si lo que te está necesitando decir es: *No te rindas conmigo, muéstrame un pequeño paso.*

Si te das cuenta, el niño se enfrasca en una meta equivocada solo si hemos perdido de vista la mirada respetuosa, aunque sea temporalmente. Pero como somos humanas, y nos puede pasar, y en más de una ocasión podríamos vernos ofuscadas y pensando *¡una solución quiero!*, pues no está de más este listado, que se ha elaborado precisamente por lo frecuente de estas situaciones en la crianza.

El método A.M.A.R. descrito anteriormente podría ser una manera de prevenir que no se instauren metas equivocadas, porque gracias a la atención al niño, mentalización del mismo, automentalización y autorregulación para poder aplicar corregulación, no estaríamos respondiendo a su conducta desde ninguna de estas emociones que se asocian a las metas equivocadas. Es más, anticiparnos para que las necesidades del niño estén cubiertas también hará que haya menos momentos de desregulación del adulto porque será más fácil el acompañamiento del peque. Las conclusiones que vamos sacando de aplicar con asiduidad el método A.M.A.R. nos darán la información suficiente para adelantarnos a cubrir las necesidades, básicas y emocionales, de sueño, alimentación, descanso, estimulación, recogimiento y protección, afecto, seguridad y exploración equilibradas.

En las casas en las que ya se haya instaurado la meta equivocada de atención excesiva, ¿cómo se puede alentar y volver a motivar al niño? Primero, has de trabajar sobre tu emoción de irritación, para poder aplicar escucha activa, promoviendo acuerdos, involucrando al niño en tareas cooperativas, afecto y más afecto, aliento y reconocimiento de sus pasos hacia las habilidades de entretenerse y calmarse. Todo esto también se puede hacer de forma preventiva si lo tenemos presente en nuestra visión de las relaciones familiares.

Si tu hijo manifiesta actitudes de la meta de poder equivocado intentando ser el jefe, para volver a motivarlo te toca digerir tu emoción de desafío para poder ofrecerle opciones limitadas desde la amabilidad firme.

Cuando el niño busca de forma equivocada venganza, la madre tendrá que gestionar su sensación de verse herida y así poder disculparse si causó dolor (desde la interpretación del niño), escuchar los sentimientos del pequeño para reparar y ofrecer amor, ya que lo que el infante no está sabiendo transmitir es *me has hecho daño*. Fíjate, si no hago este análisis, me pilla en un mal momento, y respondo con negatividad entrando en el juego de venganzas, solo estaré perpetuando la situación en la que ambos nos sentimos heridos y, lo que es peor, enseñándole a él a seguir reaccionando así.

Hay un famoso cuento sobre cómo los elefantes en los circos no se escapan a pesar de estar atados a estacas muy pequeñitas que serían capaces de arrancar si lo intentasen. La explicación a esto está en un fenómeno psicológico que se llama *indefensión aprendida,* ya que probablemente fueron atados a una estaca similar desde muy pequeños, y en aquel momento sí que intentaron liberarse muchas veces sin éxito, hasta el punto de asumir que no serían capaces de librarse de ella y dejar de intentarlo para siempre. Algo así les pasa a los niños que «aprenden» a dormir solos a base de dejarlos llorar. Y este concepto también se puede aplicar en la meta equivocada de insuficiencia asumida, en la que el niño se da por vencido y su madre puede reaccionar sintiéndose ella incompetente. Si la madre es capaz de regular su emoción y ver más allá del mensaje de petición de ayuda del niño, podrá poner en marcha acciones como las siguientes: manifestar confianza en el niño con lenguaje verbal y no verbal, darle su tiempo, mostrar pequeños pasos, permitir los errores como oportunidades de aprendizaje.

La mejor conclusión de este capítulo es darnos cuenta de que si desde que nuestros hijos son pequeños intentamos involucrarlos, darles opciones, mostrarles pequeños pasos, darles tareas simples, validando sus emociones, pocas veces entrarán en meta equivocada, y si lo hacen, lo resolveremos antes de que se instaure una espiral de incomprensión en la que sufren niño y mamá. Cuando se da una buena ayuda en los primeros años de vida, sin interferir con su sano desarrollo y desde el acompañamiento emocional, el niño se manifiesta pronto como un ser humano impresionante, autónomo y dispuesto a colaborar.

Justo hoy lo pensaba al dejar a mi niña de casi dos años en su cole. Empecé el curso teniendo que calmarle el llanto al dejarla allí, y hoy entra por su propio pie y se despide contenta indicándome que allí entra ella solita, con paso seguro y actitud curiosa. Fdo.: MAMÁ ORGULLOSA, de ella y de mí.

Braining Mum

- ¡Si ellas pueden, tú puedes!

En este apartado uno mi interés por la maternidad con mi admiración por las historias de vida de pacientes con daño cerebral adquirido. En mi trabajo como médica especialista en Rehabilitación siempre me sorprendió la prueba de resiliencia y afrontamiento de la adversidad que supone una situación así, tanto para el paciente que lo vive en primera persona como para los miembros de su núcleo familiar. ¡Y cuánto más si esto le ocurre a una mujer embarazada o madre de uno o más niños pequeños!

Una lesión cerebral adquirida es una situación médica compleja, a menudo seguida de una amplia gama de alteraciones físicas, cognitivas, emocionales y conductuales (Hoeffding, 2017). El daño cerebral adquirido puede reducir de forma inmediata la autonomía de los pacientes. Dependiendo de la zona del cerebro dañada, pueden presentar dificultades de movilidad, frecuentemente de un lado del cuerpo, lo que se conoce como hemiplejia o hemiparesia. En dichas circunstancias el control motor de un brazo y una pierna está comprometido, lo que alterará la manipulación y la marcha, entre otras funciones. Si se afecta la región cerebral del lenguaje, la persona podría presentar afasia, viéndose dañada el habla y su capacidad de comunicación. El encéfalo rige todos los procesos del organismo, por lo que otras secuelas pueden interferir con las capacidades cognitivas, sensoriales, el control de esfínteres, la deglución, la sexualidad, etc. En los pacientes con disminución de fuerza puede aparecer también lo que se conoce como espasticidad. Se trata de la exaltación del reflejo osteotendinoso, de forma que si la musculatura involucrada sufre un estiramiento brusco de sus fibras, se provoca una contracción involuntaria que afecta a la funcionalidad del propio músculo, pudiendo provocar posturas anormales, espasmos y temblores. Y esto ocurre durante el uso normal del brazo o de la pierna.

La lesión cerebral puede provocar un procesamiento más lento de la información, deterioro de la memoria a largo plazo, memoria de trabajo, atención, función ejecutiva, cognición social y autoconciencia. La fatiga mental también se asocia con frecuencia y puede exacerbar las consecuencias de los déficits neuropsicológicos. Los cambios de personalidad y de comportamiento pueden incluir combinaciones de impulsividad y apatía (Azouvi, 2017). Todo ello se expresa de forma más personalizada en mi primer libro *Historias con alma: cuando el daño cerebral te cambia la vida*, de la editorial Gedisa, en el que trece pacientes comparten sus historias de superación. Curiosamente escribí dicho texto estando embarazada; se ve que la transformación de la maternidad, entre otras cosas, me convirtió en escritora.

Aurora Lassaletta, autora del libro *El daño cerebral invisible*, inspirador de la creación de la asociación con el mismo nombre, es una psicóloga a la que le tocó vivir en primera persona las secuelas de un traumatismo craneoencefálico severo tras un accidente de tráfico, siendo madre de dos hijos. Ha llamado «invisibles» a los síntomas cognitivos porque, en su caso, tardó dos años en tener un diagnóstico de esta parte de sus secuelas y verlos reconocidos. Aprender a comprenderlos para ella supuso un antes y un después, para poder compensar la situación y trabajar en la adaptación a ello. Estamos hablando de síntomas que pueden fácilmente ser malinterpretados, como, por ejemplo, tener aversión al ruido de sus hijos pequeños cuando juegan cerca de ella.

Para describir la saturación de las funciones ejecutivas, aquellas que nos ayudan a decidir y planificar, Aurora usa la metáfora del disco duro sobrecargado de un ordenador en el que aparece el signo de «pensando». Todos sabemos que en esa situación no hemos de pedirle más acciones a la computadora si no queremos empeorarlo, y que la única actitud útil será esperar, por «desesperante» que resulte. Un paciente que está saturado de estímulos y siente que ya no puede pensar precisará apartarse de la situación y reducir el número de aferencias sensoriales que recibe (ya que el trabajo de seleccionar a lo que atienden y a lo que no puede no estar siendo eficiente).

Otro concepto importante que trata en su libro es el de la «nueva Aurora», entendiendo que ahora es otra persona, con continuidad con la Aurora de antes del accidente, pero no igual, ya que las nuevas peculiaridades de su procesamiento cognitivo condicionan su comportamiento. Entender y aceptar esto por parte del paciente y su entorno ayuda a crear una nueva comprensión de situaciones conflictivas que pueden solucionarse o suavizarse con medidas tan sencillas como darle más tiempo al paciente, protegerle de la sobreestimulación, estructurar el ambiente y crear rutinas, anticiparse a las situaciones potencialmente estresantes, gestionar la energía que se tiene, etc.

También aborda el tema de la pasividad, aspecto del que suelen quejarse especialmente los convivientes. Pero realmente el paciente no lo puede evitar y, en muchas ocasiones, ni siquiera se percata de ello. Si bien es verdad, conocer que el daño cerebral lo justifica es el primer paso para establecer pautas de compensación de dicha dificultad.

¿Sientes que tu cerebro no es el mismo desde que has sido madre? ¿Puedes imaginarte cómo sería añadir a esto «la sensación de no ser la misma» que suma el daño cerebral con sus condicionantes cognitivos particulares? Pues si ellas pueden, ¡tú puedes!

Comparto aquí algunos datos de historias vitales de mujeres valientes que no renunciaron a una maternidad consciente y presente a pesar de la discapacidad, y que he conocido a través de un maravilloso directo en Instagram en el que nos han abierto su corazón, convocadas por Celi y María, fundadoras de la asociación Braining Mum, que busca ayudarlas a ser protagonistas en la crianza de sus hijos.

Además de para homenajearlas y dar a conocer la asociación, te traigo sus vivencias para que te sirvan de aliento y valores todo aquello que tú puedas tener más fácil. Cada vez que te hayas podido sentir sola, impotente, vulnerable…, imagina cómo habrá sido esto para ellas. Solemos tener muchos planes sobre cómo queremos que sea la crianza de nuestros hijos, y desde luego, nunca imaginamos que algo como esto se puede interponer tan drásticamente. Aun así, ellas sienten que la vida les ha dado otra oportunidad, y aunque saben que nunca serán las mismas, bendicen su posibilidad de estar presentes (con la mayor trascendencia que se puede dar a esta palabra) en su maternidad.

Dicho esto, vamos allá con los casos que ellas mismas comparten. Pero antes de leerlo dedica unos segundos a recordar tu embarazo, parto y posparto, para poder entender qué pudo suponer esto para ellas, desde esa perspectiva.

Celi, el mismo día que daba a luz a sus hijos mellizos, tuvo una hemorragia cerebral. Esto la dejó con una hemiplejia izquierda, pérdida de visión en el ojo izquierdo e hiperacusia (percibe los sonidos como molestos ruidos que le interfieren la capacidad atencional, por si no fuera recibido como suficientemente alarmante el llanto de bebé por el cerebro de la madre). ¿Recuerdas el primer día tras tu parto? ¿Puedes imaginar cómo debió de ser añadirle a esa situación todo esto con el consecuente peligro vital y la incertidumbre inicial? Tras empoderarse ella misma, ahora apoya a mujeres que, como ella, han de pasar por el trance de conseguir verse en su rol de madres desde sus nuevas capacidades, tras haber tenido que ser casi sustituidas en el cuidado por familiares en los momentos más cruciales de su recuperación.

Desde el recuerdo de tu propio posparto, ese periodo en el

que necesitamos todas nuestras capacidades para adaptarnos a la nueva situación y, a veces, ni teniéndolas intactas sentimos que lleguemos, al menos al principio, te comparto que Nàdia sufrió una vasoconstricción cerebral ocho días después de dar a luz, por lo que le han recomendado no tener más hijos. Ello le provocó un ictus múltiple que le ha alterado la fuerza en los cuatro miembros, le ha dejado migrañas, espasticidad, trastorno del equilibrio y dificultades cognitivas. Ya en su ingreso en la UCI, miraba el reloj que tenía delante sin poder entender qué hora marcaba como preludio de que algo pasaba con sus facultades superiores. Fue dada de alta hospitalaria tras nueve meses, a los que siguió un largo periodo de terapias rehabilitadoras. Actualmente se desplaza en silla de ruedas eléctrica fuera de casa y ha logrado conducir para llevar a sus hijos en coche a las actividades extraescolares. Ella refiere que sufre bloqueos cognitivos ante las peleas de los niños. Y cuenta también que los propios peques la apoyan mucho y han normalizado hasta dónde puede actuar su madre y en qué cosas necesita ayuda.

Elena sufrió una hemorragia cerebral en la semana 16 de su primer embarazo, lo que afectó al lado izquierdo de su cuerpo. Perdió movilidad y sensibilidad, que fue recuperando progresivamente, aunque no en su totalidad. Ella comparte que con mucha rehabilitación, esfuerzo y apoyo, se atrevió incluso a tener una segunda hija y consigue llevar una vida autónoma y feliz.

El embarazo de Isabela también fue sorprendido en la semana 20 por una hemorragia cerebral. Hija y madre sobrevivieron a esta dura situación, *nos salvamos la una a la otra*, expresa. Ella quedó con una hemiplejia izquierda que le complica la deambulación y le inutiliza por completo el brazo, además de crisis epilépticas con las que se ha tenido que acostumbrar a convivir. Comenta que dejó de preguntarse *¿por qué a mí?* y lo cambió por *¿y por qué no a mí si mi bola también está en el bombo?* Y desde esa aceptación consigue llegar a verle incluso el lado positivo, pues refiere que el ictus le ha dado la oportunidad de disfrutar de la crianza con más calma y tiempo de calidad.

Sandra estaba en la semana 26 de su segundo embarazo cuando tuvo una hemorragia cerebral debido a una malformación congénita de nacimiento. Estuvo ingresada cinco meses en el hospital. Y actualmente vive con fuerza y ánimo, como ella dice, la maternidad de sus dos hijas a pesar de tener dificultades de lenguaje y ver muy poco. Utiliza un bastón para caminar y, fuera de casa, sus pequeñas cuidan en todo momento que su madre no tropiece.

Rosa comparte que tras un ictus hemorrágico severo quedó con dificultades de lenguaje, hiperacusia, visión doble y pérdida de fuerza en un lado del cuerpo. Esto le llegó siendo viuda y madre de dos niñas de nueve y doce años. Y aunque era una mujer que había superado adversidades, le vino grande por un tiempo, lo llama su época de oscuridad, en la que incluso esto se reflejaba en los colores que escogía para su aspecto personal. En ese periodo le tocó asumir un cambio de roles en el que sus hijas la ayudaban a ella. Comparte que le costó más la recuperación emocional que la física, y solo avanzó de verdad cuando puedo aceptar lo ocurrido. Este proceso personal la ha llevado a escribir el libro *El poder de querer: más fuerte que el ictus.* Actualmente valora la nueva oportunidad que le da la vida, cual ave fénix, y llega a expresar: *Antes sobrevivía, ahora vivo; estoy donde y con quien quiero estar.*

¿Alguna de vosotras ha empezado a buscar un bebé porque ya superaba los treinta y cinco y no quería que se le pasase la oportunidad? Sonia, a los treinta y nueve años, tuvo un ictus hemorrágico por rotura de un aneurisma. Ella quedó con afasia y hemiplejia derecha, así como problemas de atención y fatiga mental. Al alta de su ingreso por daño cerebral, lo vio claro y congeló óvulos en espera del momento en el que estuviera preparada, aunque el proceso de fecundación asistida no dio frutos. Ya había tirado la toalla cuando, recientemente, a sus cuarenta y cuatro años, llegó su bebé: Martina Leona la ha llamado. Esta valiente mujer quiso prepararse para la maternidad incluso colaborando en una guardería para llegar entrenada a su gran momento, el cual luego siempre supera lo imaginado, por ser 24 horas / 7 días sin prórroga ni tiempo muerto. La crianza es un reto físico para ella por la hemiparesia, por la cual precisa ayuda de su marido y su madre, pero especialmente por la dificultad cognitiva, ya que el llanto de la bebé la estresa de tal forma que le bloquea las capacidades ejecutivas, dificultándole el proceso de regulación emocional. Sonia comenta, aludiendo a la diferencia de su vivencia de las situaciones actualmente en comparación con su personalidad antes del daño cerebral: *Antes no me permitía llorar de pena, ahora hasta lloro en público incluso de alegría y emoción, y me quedo tan a gustito.*

Todas esperamos con ilusión el primer cumpleaños de nuestro pequeño, que supone que ya le hemos dado una vuelta al sol envueltas en la magia de la crianza. Alba así vivió el primer aniversario de sus mellizas, pero al día siguiente tuvo que ingresar debido a un tumor cerebral gigante, ante lo que el neurocirujano le informó que se tendría que operar para extirparlo o de lo contrario fallecería. Tras la operación y la superación de una dura infección le quedaron dificultades para hablar, secuelas en el equilibrio, por lo que se desplaza en silla de ruedas, tiene problemas para tragar, visión doble y porta dos válvulas de derivación de líquido cefalorraquídeo del cerebro al abdomen. Reconoce que para ella es esencial la ayuda familiar y de los terapeutas. Reflexiona sobre los valores de solidaridad con los que crecen sus hijas.

Es importante, para estas madres especialmente, luchar contra el aislamiento social. Para ellas sus hijos han sido su motor de recuperación. Y sus parejas y familias, indispensables. Todas ellas encuentran en Braining Mum un refugio de comprensión y ayuda. Y a pesar de lo duro de sus historias, ¿sabéis lo que transmitían en las entrevistas? SERENIDAD. Ánimo a ellas y a todas las lectoras, ¡a por los retos de la maternidad con una sonrisa!

BAÑO DE HUMILDAD

Te pido perdón

Abro mi corazón dirigiéndome a mi hija y tomo también prestadas algunas frases de otras mamás a sus hijos, por si esta confesión ayuda a alguna otra madre.

Perdóname por no imponerme tras el parto y no evitar ese primer biberón que te dieron, que interfirió en tu primer agarre al pecho. Menos mal que finalmente instauramos de forma exitosa la lactancia materna. Gracias a todos los que hacen divulgación al respecto para que lleguemos lo más empoderadas posible a ese momento.

Te pido perdón, bonita, por todas las veces que tardé en entender tu llanto. Te juro que ninguna vez dejé de intentar comprender cuál era tu necesidad. Con el tiempo aprendí que, si no sé exactamente qué te pasa, calmarme yo y transmitirte amor con el mensaje de que estoy a tu lado, estás protegida y voy a acompañarte puede ser el mejor inicio.

Perdóname por las veces que por estar cansada no me anticipé adecuadamente a tus necesidades y acumulaste irritabilidad por llegar pasada de estimulación a la siguiente siesta.

Siento haber dejado que otros (mis buenos apoyos y desde la mejor intención) decidieran en algunas ocasiones ritmos del día o actividades que no fueran las más adecuadas para tu nivel de desarrollo.

Excúsame por haberte transmitido desasosiego cuando yo

he pasado por emociones complejas, mientras seguía a tu lado cuidándote, pero quizá cuidándome poco a mí misma.

Algunos momentos del parto, posparto y la crianza se nos clavan en la memoria y querríamos volver una y mil veces a remediarlos. Yo te digo, mamá, que lo aceptes y lo dejes estar. Cuanto más lo pienses, más importancia parece tener, pero lo relevante es lo que aprendimos de aquello y que nuestra actitud cada vez sea más acertada para decidir lo mejor para el acompañamiento de nuestro pequeño. La balanza muy probablemente esté más que inclinada hacia el bienestar, y eso es lo importante. No podemos controlarlo todo. Y está bien que sea así.

Te doy las gracias

También comparto contigo aquello por lo que estoy agradecida a mi hija. ¿Cuál es tu lista de agradecimientos personal?

Muchas gracias, mi niña linda, por hacerme reflexionar sobre mi propia historia, mis fortalezas y debilidades.

Gracias por esa risita que me da la vida. Cada sonrisa tuya me llena el alma.

Te agradezco que me hayas enseñado que cuando creo que no puedo más, siempre puedo todavía un poco más, PUEDO POR TI.

Siempre agradeceré esa mirada limpia, esa vocecita dulce, esos abracitos, tu respiración por la noche, que te calmes conmigo, que te atrevas junto a mí.

Gracias por tu carita de emoción cuando te alzo en mis brazos.

Te agradezco que te hayas convertido en mi motor: para formarme, para no caer, para crear, para atreverme a ser en todos los aspectos.

Gracias por reordenarme la escala de valores.

Gracias por relativizar mis errores, ya que se te olvidan pronto y vuelvo a ser inmediatamente un refugio seguro.

Gracias por quererme de forma incondicional.

Mil gracias por despertar mi instinto maternal.

Muchas gracias por enseñarme a ser mamá.

Gracias por impulsarme a escribir.

Perdón a mi perro

Por si alguna tenía mascota antes de que naciera su pequeño y no siempre pudo equilibrar el reparto de cariño, comparto aquí mi confesión de perdón a mi perro. Con él también intento mantener un apego seguro:

- Perdón por sacarte de la habitación. Sé que eso fue duro para ti. Podía tolerar que me despertases a mí cuando ladrabas, pero despertar a la bebé tenía demasiado coste para su paz, su desarrollo, mi serenidad y mi estabilidad emocional.
- Perdón por acariciarte menos los primeros días. Sé que te hacía falta un poco más, pero no me podía agachar bien y la pequeña precisaba mucha compañía. Me alegra recordar los momentos en los que nos acurrucábamos los tres en el sofá mientras le daba el pecho.
- Perdón por dejar de llevarte a largas rutas de senderismo. Yo también las echo mucho de menos. Afortunadamente algún paseíto campestre más corto y más lento hemos recuperado.
- Te pido perdón por las veces que te hablé mal por ladrar, ya que prioricé el intento de no alterar el sueño de la bebé por encima de tu necesidad de ser calmado cuando alguien llama a la puerta.

- También te doy las gracias: gracias por tu amor incondicional, por tu actitud mansa con la pequeña, por dejarla superarte en la jerarquía familiar, por tu alegría, por tu paciencia perruna y por tu fidelidad.
- Siempre me encantó acariciarte, pero ahora cada caricia te la doy con plena conciencia de que estoy influyendo con ella a tu sensación de pertenencia, a tu salud física, mental, emocional, inmunitaria y bienestar global.

Las mascotas pueden sentir que bajan de posición en la estructura de la familia cuando llega un bebé al hogar y lo pueden vivir como una pérdida de privilegios. Es importante conocerlo. El otro adulto tendrá un rol esencial al principio compensándole la situación y atendiendo sus necesidades. Nosotras hemos de adaptar nuestra dedicación, pero estando presentes porque nos echará de menos. Y si por un tiempo no conseguimos equilibrar bien la balanza, nos perdonaremos y buscaremos la manera de compensar en cuanto nos sea posible.

Es un cariño recíproco, cuya expresión es sanadora para nosotras y una relación ideal para nuestro pequeño. El nombre de mi perro (Pepo) es la palabra que mi hija más veces dice al día. Le encanta llevar la correa o llamarle en lengua de signos (golpeando en su muslo) o imitándome haciendo como que silba (aunque sea más bien un soplido sin saber muy bien si los dedos los ha de poner en la boca o la nariz). Hasta para dormir pide el cuento de *Pepo en la granja*. ¡Gracias a mi gran amiga Popi por tan acertado regalo!

Frases que se clavan

- ¿Cómo influyen en ti las opiniones y los mensajes de tu entorno?
- Las necesidades no cubiertas influyen en los pensamientos que tenemos.
- Comunicación asertiva.
- Hablar como queremos que nos hablen.
- Establecer límites.

Te puede ocurrir que te estén llegando muchos consejos, unos acertados y otros menos. Algunas madres pueden experimentar sentimientos de rechazo a estos comentarios porque sienten que ponen en duda lo que ellas están decidiendo o incluso pueden llevarlas a sentir culpa si hacen caso y los resultados no son favorables. La maternidad favorece la expresión y el contagio emocional; además, el cansancio nos puede poner en posición más reactiva, y por ello algunos comentarios que recibimos las madres sobre cómo deben hacerse las cosas con el bebé a veces nos suponen demasiado reto de regulación emocional. Es una etapa vital en la que estamos especialmente atentas a cómo les hablamos a los demás (nuestro hijo), y cómo esto les influye, lo que nos lleva a la reflexión de cómo nos influyeron en nuestra niñez y la repercusión que tienen las opiniones de nuestras personas relevantes en el presente en nuestro pensamiento. Y desde ese lugar, vemos mucho más claras las observaciones que no queremos recibir.

Las personas presentes en el entorno del cuidado del bebé se adaptan a su atención, pero no al mismo ritmo ni con el mismo poder transformador de la mente que vive la madre. Esa disonancia temporal y de intensidad podrá dar lugar a discrepancias, pero también nos toca entender que ellos hablan desde otro punto de vista, el suyo, y hemos de aceptarlo, porque todo será enriquecedor mientras se reconduzca al terreno del respeto mutuo.

Ten en cuenta que, normalmente, quien aconseja lo hace con buena intención, por ello, agradece si quieres, pero no necesariamente apliques el consejo, ni lo sobrepongas a tu criterio y a otra información que tú hayas ido recabando con libros de crianza o con la directa observación de tu hijo. En esto, de nuevo, si estás autocuidada, o al menos no desbordada, podrás manejar mejor la situación y coger lo bueno o lo que más encaje contigo, de las observaciones que te hagan, dejando ir lo demás sin mayor conflicto ni atención por tu parte. En muchas ocasiones, estas recomendaciones no están necesariamente desacertadas, sino que quizá no estén bien adaptadas al momento evolutivo de tu hijo y, por ello, podrían no serte útiles cuando las estás recibiendo; al fin y al cabo, la mayor experta en tu hijo eres tú, por más que te encuentres en continuo aprendizaje.

También valora, si se te está haciendo cuesta arriba relativizar estos mensajes, la posibilidad de ver la dificultad de manejarlo como una señal de alarma de que te está faltando autocuidado o apoyo en algún sentido, ya que, cuando estamos fuertes y nos sentimos acompañadas y comprendidas (al menos por otro adulto involucrado en los cuidados), podemos quitarles peso y responder con asertividad, defendiendo nuestra postura sin llegar al enfrentamiento ni la represión emocional.

Habrá ocasiones, incluso, en las que nos hagan comentarios opuestos: lo mismo tu madre te dice que estás poniendo en peligro a tu hijo mientras un amigo te habla de que lo proteges demasiado… Cada uno tiene su punto de vista, pero la decisión es tuya en todo momento. **El periodo en el que yo peor he llevado los comentarios sobre la crianza de mi hija ha sido cuando estaba atravesando un importante bache personal, simplemente no podía sostener nada más.** Darme cuenta de eso me ha servido para poder relativizar a posteriori y recibir de forma más asertiva informaciones similares, desde el autocuidado que supone tomar decisiones respetuosas hacia mí misma, incluso acerca de los pensamientos que dejo que me influyan. Porque el tiempo que dedicas a buscar culpables de tu frustración es el mismo que no estás dedicando a encontrar soluciones. Me di cuenta de que me enfadaba más porque no me autocuidaba adecuadamente y eso, en parte, me ponía en una posición de necesidad que me llevaba a esperar que me cuidasen los demás. Decía Carl Jung: «Tu mirada se aclarará solo cuando puedas ver dentro de tu corazón; aquel que mira hacia fuera, sueña; aquel que mira hacia adentro, despierta».

Cuando un comentario te duele, pregúntate por qué. ¿Quizá poner en duda esa decisión haría que se te cayera el argumento al que te estabas agarrando para entregarte de esa manera al cuidado de tu hijo? ¿Te hiere que otros no vean la intención que hay detrás de tu conducta? ¿Te sientes aleccionada por alguien con menos información sobre la situación? Analizar este tipo de cuestiones nos hace entender nuestras emociones y nos permite reevaluar la situación desde un punto de vista más sereno, para, de esta manera, coger lo que sea útil del comentario y desestimar lo que no. Esa emoción te está diciendo algo de ti misma, algo que tienes que atender para poder transformarlo en asertividad, autocuidado, petición de ayuda, búsqueda de desahogo, etc. Puede que lo único que necesites es que te hablen de forma más respetuosa, pero posiblemente te acerques más a ello si después de esta reflexión consigues responder tú DÁNDOTE Y DANDO LA CALMA Y EL RESPETO QUE NO TE HAN OFRECIDO inicialmente.

Einstein nos dejó, entre otros legados, la siguiente reflexión: *La mejor pregunta que alguien puede hacerse es si cree que vive en un universo hostil o amistoso, ya que la respuesta cambiará su vida*. Ahí te la dejo para que valores qué parte de ti está influyendo en cómo recibes los comentarios de los demás. ¿Es la parte de autocuidado que te está faltando? ¿Lo escuchas desde la petición de ayuda que no estás haciendo explícitamente? ¿Lo recibes desde la madre que duda y no se atreve a responder por miedo a equivocarse o a poner en tela de juicio el argumento al que se estaba agarrando? ¿Quizá sentir que se pone en duda tu acierto hace que notes falta de valoración de tu entrega? ¿Por qué necesitas que otro ensalce tu crianza? ¿Quizá te cuesta reconocértela tú misma? ¿Por qué te lanzo todas estas preguntas? Porque no es raro que una madre se sienta así en algún momento, ya que muchas veces estamos acostumbradas (quizá por nuestra propia educación) a recibir refuerzo y validación. Al criar a un bebé, esta validación no siempre llega de inmediato a través de la propia interacción con el pequeño. Si no estamos habituadas a autorreforzarnos, o si estamos tan cansadas y llenas de dudas que se nos hace cuesta arriba, podemos caer en la búsqueda de refuerzo externo. Esto puede dejarnos en un frágil equilibrio, donde un comentario desafortunado o poco empático, recibido desde nuestra vulnerabilidad, se perciba como un ataque.

No te digo esto para que te eches más tierra encima, sino para que, desde esta conciencia, justo les quites peso en la medida que puedas a esos mensajes. Eso sí, te animo a comunicarle a esa persona que esa forma de dirigirse a ti te daña, quizá en frío, cuando reúnas la fortaleza para hacerlo de manera asertiva y calmada, ya que es posible que su intención no fuera herirte e incluso se sorprenda de tu fragilidad, la cual ha de conocer si esa persona es uno de tus apoyos.

Como describe la psicoterapeuta Philippa Perry, los esquemas de pensamiento nos pueden hacer regirnos externamente (de cara a lo que piensan los demás de nosotros) o internamente (escuchando nuestras emociones). La madre que acostumbre a usar más el primer filtro será la más vulnerable a comentarios desafortunados. Te animo a reconducir un poco tu estructura mental en este sentido, para ser más dueña de tus decisiones y reacciones a mensajes ajenos. Ello se puede llevar a cabo mediante la reestructuración cognitiva en la que elijo expresar mis pensamientos de forma alternativa gracias a una mirada de introspección que me permita valorar lo que realmente necesito. Obviamente este cambio no será total ni rápido, pero poner el foco en invertir progresivamente la tendencia te dará paz. Será algo que se vuelva a olvidar muchas veces, y necesitemos seguir reconduciendo nuestras autodirectrices, pero a base de entrenamiento podemos ir sintiéndolo más fácil y cotidiano. Estoy hablando de poner en duda nuestra primera reacción y tratar de poner el foco en por qué me siento así y cuál es realmente la intención de la que parte el otro.

Observa tu autodiálogo interno, porque en ocasiones nos duele más el torrente de pensamientos que nos desencadena el comentario recibido que el propio inciso expresado. Es cierto que pensamos de esa manera porque recibimos también el lenguaje no verbal y deducimos desde nuestra experiencia previa. No somos indiferentes al tinte emocional anterior que tenga nuestra relación con la persona que opina, pero también es verdad que el cansancio y el periodo vital intenso en el que nos encontramos nos pueden hacer más susceptibles y rápidas en la interpretación, no siempre hacia el lado más constructivo. Si al observarte y reflexionar descubres que te has enfadado más por lo que has deducido que ese comentario puede llegar a significar que por la propia frase en sí, permítete recular y asegurarte de que de verdad querían decirte eso, o mejor todavía, DEJA DE DECÍRTELO TÚ INTERNAMENTE. Hay veces que nos sentimos más agredidas porque el autodiálogo que nos desencadena es bien dañino. Como nos advierte la psicoterapeuta de familias Virginia Satir: «No debemos permitir que las percepciones limitadas de otras personas nos definan».

Este fenómeno forma parte de lo que en Inteligencia emocional se conoce como facilitación emocional, mediante la cual **las emociones condicionan los pensamientos** y viceversa, lo que, si aprendemos a conocerlo, nos dará mucha información sobre nosotras mismas y podríamos usarlo en nuestro favor, hacia la propia persona y para con los demás. Al acostumbrarte a este autoanálisis es posible que te descubras respondiendo en el futuro (emocional y conductualmente) de forma muy diferente a una alusión muy similar. Date poder a ti misma para que lo externo te dañe menos. «Nada nos engaña tanto como nuestro propio juicio», como ya dijo Leonardo Da Vinci.

En los momentos vitales de gran sensibilidad podemos estar más susceptibles a comentarios desafortunados. Pongo el ejemplo del rabino Harold Kushner, quien en su libro *Cuando a la gente buena le pasan cosas malas* describe lo doloroso que fue para él escuchar las palabras que la gente le dirigía con el fin de hacerle sentirse mejor cuando su hijo se estaba muriendo. Más doloroso aún fue darse cuenta de que durante veinte años él había estado diciendo las mismas cosas a otras personas en situaciones similares. Piensa que la enorme mayoría de los comentarios no serán con mala intención, simplemente con falta de sensibilidad a tu sentir. Los mensajes que merecen ser atendidos son principalmente los de las personas cercanas, los demás simplemente déjalos ir.

Sea como sea, **en la crianza se acaban dando momentos en los que alguien te dice algo sobre cómo deberías hacer las cosas.** Si ese alguien te aporta más cosas buenas que malas, para que estas interacciones no nos distancien nos toca hacer a nosotras un trabajo mental y no creernos todos los pensamientos que nos invaden tiznados de la emoción reactiva que hemos tenido al recibir la observación que hemos valorado como ofensiva. Respirar hondo y volver a respirar, despacio, las veces que necesitemos para recordarnos a nosotras mismas que lo que hemos decidido ha sido por el bien de nuestro bebé, y esa persona solo está viendo la punta del iceberg, por lo que su criterio no nos sirve en ese momento. *Qué pena ver solo lo que se ve.* Y no es que no podamos recibir propuestas, es solo que hay maneras respetuosas de hacerlo, y ante un trato dulce, seguro que nos abriremos más a escuchar sobre un tema tan sensible para nosotras. Cuando estamos cansadas dudamos más y también vemos más ataques en los comentarios, puesto que las emociones dirigen la atención de forma congruente. Para más inri, es cuando más cosas nos dirán porque es cuando peor nos estaremos manejando. Nos toca aprender a relativizar. Y no olvidemos que emociones como culpa, arrepentimiento, ofensa y humillación activan la familia emocional de la vergüenza, así que, si ya vamos con culpa por la vida, todas las emociones relacionadas tendrán el gatillo medio pulsado.

Resulta que en esos momentos ser nosotras ejemplo de serenidad y formas de comunicación asertivas y empáticas será la mejor manera de pedir cómo queremos que nos hablen. Por ejemplo, si hubieras preferido que te preguntasen tu opinión en vez de lanzar un imperativo, puedes responder tú con una pregunta que te haga entender mejor el punto de vista del que te habla (aunque esto solo ayudará si lanzamos la pregunta desde el amor y no desde la tensión defensiva). No es fácil, pero es posible, hay que entrenarse en ello. No podemos esperar que de primeras ellos vean las cosas como nosotras, porque no están viviendo nuestra misma revolución interna. ¿Sabes quién sí la está viviendo? Otras madres con niños pequeños. Pasa tiempo con ellas. Me uno a la frase de Tucker: «Juntas podemos transformar la transformación».

Te animo también a fijarte en los lenguajes de amor de las personas de tu entorno para ayudarte a relativizar desencuentros. A lo mejor no han acertado con algún comentario (incluso se han puesto pesados con un tema en concreto), pero te cuidan de otras maneras: tiempo de calidad, actos de servicio o contacto físico, por ejemplo.

Y pensando en **las frases que a lo mejor no te dicen pero que necesitarías escuchar, dítelas tú** (y aprovecha también la oportunidad de decírselas a otras madres): *Lo estás haciendo bien, mamá, esta entrega dará sus frutos, lo natural es que tu hijo te necesite, tu pequeño se nutre de ti, estás acertando, permítete también fallar y aprender, date permiso para descansar y buscar confort, puedes pedir ayuda, eres lo que tu hijo necesita, bravo por ser la facilitadora de los logros de tu pequeño, hurra por navegar en esta magnífica transformación que estás viviendo.*

Comunicación no violenta

El encontrarte con frases en tu entorno que no te gusta recibir te puede llevar a la reflexión de cómo es la comunicación dentro de tu familia. Me gustaría hablarte del concepto de *Comunicación no violenta* creado por Rosenberg, sobre la cual te menciono algunos libros en la bibliografía por si quisieras profundizar, porque este manuscrito pretende potenciar tu relación con tu bebé desde la construcción y el soporte de tu bienestar, el cual está muy ligado a nuestras formas de relación con los demás.

Puede que hayas leído sobre cómo comunicarte con tu hijo en positivo y validando sus emociones y necesidades (la Disciplina positiva se da la mano en muchos aspectos con la Comunicación no violenta); pues bien, empecemos por ti misma, y hacerlo con tu hijo será una consecuencia natural. No puedo pretender que haya muchas mamás alegres a base de mostrarles que necesitan ayuda y que son merecedoras de que se les hable con respeto; por más que eso sea algo que ha de quedar reconocido, cada cual puede cambiar lo que está en su mano, y así potenciar herramientas para la crianza y la vida.

Hablamos de *Comunicación violenta* cuando decimos o no decimos, hacemos o no hacemos algo que a la otra persona le llega como daño, la pone a la defensiva y la aleja de nosotros; aquello que no incluye cuidado hacia la otra persona, al margen de la intencionalidad. Paralelamente, consideramos *Comunicación no violenta* cualquier forma de lenguaje verbal o no verbal, por acción u omisión, que provoca en la otra persona sensación de cuidado, consideración y comprensión.

Creo que es bueno que analicemos esto, porque nos ayudará a saber por qué nos sienta mal lo que nos dicen, qué parte de nuestra interpretación o necesidades no satisfechas hay en nuestra reacción, y cómo podemos responder de una forma saludable y respetuosa para ambas partes. De hecho, si no reconocemos nuestras necesidades descubiertas, nosotras mismas no nos estamos respetando y nos estamos tratando con la violencia que pretende evitar este tipo de comunicación, y eso nos saldrá de formas que no nos gustarán. **Lo que necesito y no me doy a mí misma lo reclamaré fuera, diciéndolo directa o indirectamente**. Es más, **si no valoramos nuestras necesidades, puede que estemos favoreciendo que los demás tampoco lo hagan**. De forma que estamos ante la propuesta más real de AUTOcuidado que nos podamos imaginar, porque nuestro lenguaje condiciona nuestro pensamiento y nuestra forma de ver la realidad.

¿Es posible que alguna vez al recibir un comentario que no te ha parecido respetuoso hayas expresado tú alguna frase con cierta agresividad, ya sea hacia fuera o hacia dentro? Pues ahí es donde podemos actuar. Y esto será un acto de autoatención porque reducirá tu ira y dará frutos de forma recíproca, ya que, si elimino violencia y pongo cuidado, la otra persona también va a cambiar, mucho o poco, en un momento u otro, dependerá de cada vínculo en particular. El cuidado, el cariño, siempre tendrán un impacto positivo en la otra persona. De forma que **si les damos Comunicación no violenta a los demás, especialmente si ellos se han comunicado de forma irrespetuosa, nos la estamos proporcionando también a nosotras mismas**. Si te ejercitas en esto puedes provocar un efecto bumerán de bienestar, porque al entrar en la Comunicación no violenta accedemos a actitudes inteligentes y eficaces que no alimentan resistencias. Un metaanálisis de veinte estudios concluyó que **cuando los individuos tienen una mayor**

capacidad para reconocer sus emociones y para percibir adecuadamente las de los demás, tienen una mejor capacidad de manejo de conflictos (Schlaerth, 2013).

Dejemos claro que no querer cambiar al otro no significa que no podamos poner límites, como explica Pilar de la Torre, fundadora del Instituto de la Comunicación no violenta. Los límites son necesarios en cualquier relación y si se establecen con respeto forman parte de la no violencia, aunque supongan cierta frustración para la persona que los recibe. Recordemos que siempre que decimos que no a algo decimos que sí a otra cosa (**para atreverte a decir que no, enfócate en aquello a lo que estás diciendo que sí con esa respuesta negativa**). Bastante tienes con tolerar tu propia frustración, deja que los demás trabajen la suya.

Alguna lectora podría decirme: «Vale, Irene, me has convencido de que sería ideal poder responder desde el respeto, hasta cuando no me he sentido respetada, pero ¿cómo lo hago?». Pues entendiendo que **la causa de nuestros sentimientos son nuestras necesidades y los hechos o comentarios solo son estímulos**, pero no el origen real de la emoción percibida. Claro está, esto conlleva energía, temple, habilidad, y será necesario un entrenamiento, pero merece la pena. Para poder llevarlo a cabo con asiduidad, la capacidad de autocuidado se hace necesaria. Es por eso por lo que, en la maternidad reciente, periodo en el que el autocuidado está relegado a segundo plano, esto se puede hacer más dificultoso, justo cuando más necesario sería. Bravo por las que lleguen con algo de entrenamiento previo, ya que no cuidarnos y tener la expectativa de que nos cuiden nos podría llevar a actitudes depresivas o manipulativas si no recibimos lo que esperamos.

¿Y por qué nos condiciona tanto tener necesidades insatisfechas? Porque **el reconocimiento, el agradecimiento y la valoración son prioridades fundamentales en el ser humano. Y la falta de ello crea vacío.** Es bueno saberlo, para ser la primera en reconocértelo y entender de dónde viene la sensación. Y una vez que soy capaz de mirar mis propias necesidades no cubiertas,

¿cómo utilizo esta información? Para empezar, tendré que ver hasta qué punto puedo resolverlo por mí misma; y para seguir, podré orientar mejor mis peticiones a terceros formuladas con un **lenguaje de acción, claro, afirmativo y concreto, que revele lo que verdaderamente quiero**. Y no vivir años enfadada con alguien que no acaba de darme lo que nunca le pedí. **Cuanto más claras seamos acerca de lo que queremos, más probable es que lo consigamos**. En situaciones de conflicto, es especialmente importante concentrarse en lo que queremos en lugar de en lo que no queremos. Hablar sobre lo que uno no quiere puede fácilmente crear confusión y resistencia entre las partes.

Si, tras el esfuerzo de observar nuestra propia necesidad y hacer una petición al respecto, recibimos una respuesta exaltada, valoremos **si nuestra petición ha podido ser recibida como una exigencia, ante lo cual a la otra persona solo le quedan dos opciones: sumisión o rebelión**. Para comprender por qué nuestra petición ha sido recibida como exigencia analizaremos si hemos usado algún componente que pueda leerse como chantaje emocional y revisaremos nuestro lenguaje no verbal, ya que siempre decimos algo con él y no siempre nos damos cuenta, es involuntario y difícil de controlar. Es imposible no comunicar: moverse o permanecer quieto, hablar o guardar silencio, sonreír o mostrarse indiferente, acercarse para interactuar o retirarse... Todos son comportamientos no verbales y todos comunican. Por tanto, no se puede dejar de comunicar por mucho que se intente (Watzlawick, 1981). Para que la comunicación sea efectiva, debe existir congruencia entre el canal verbal y los canales no verbales. Si estamos muy tensos, nuestro lenguaje corporal puede llegar a contradecir nuestro mensaje verbal.

Llevo esto un poco más a la práctica para aterrizar la teoría. **La Comunicación no violenta reconoce cuatro opciones actitudinales que podemos adoptar al recibir un mensaje vivido como negativo**, como describe Rosenberg. Te pido que pienses en alguna frase que se te haya «clavado» a ti y que analices cómo lo recibirías desde cada uno de estos cuatro paradigmas, dependiendo de cómo acostumbres a dirigirte a ti misma en tu autodiálogo:

1. **Culparnos.** Tomárnoslo como algo personal, recibiéndolo como crítica y sintiendo culpa. Nos lo estamos creyendo directamente según nos llega como un juicio y nos estamos aplicando internamente un «yo debería...». Elegir esta opción tiene un alto coste para nuestra autoestima, ya que nos conduce a experimentar sentimientos de culpa, vergüenza y tristeza (o a reforzarlos si ya los teníamos de base, situación que facilita que elijamos esta vía de afrontamiento). Si la manera en que nos evaluamos nos conduce a sentir vergüenza y en consecuencia cambiamos nuestro comportamiento, estamos permitiendo que nuestro crecimiento y aprendizaje sean guiados por el odio hacia nosotros mismos. La vergüenza es una forma de autoodio y las acciones que se emprenden en reacción a ella no son actos libres y gozosos. Y esto lo aprendimos en la infancia.

2. **Culpar al otro.** Tipo: «¡No tienes derecho a decir eso!», desde la rabia y respondiendo con un ataque.

3. **Percibir nuestros sentimientos y necesidades.** Enfocándonos en ello con la luz de nuestra conciencia. Así, podríamos pensar: «Cuando te oigo decir eso, me siento dolida, porque necesito que se reconozcan mis esfuerzos». Al centrar la atención en nuestros propios sentimientos y necesidades, podemos ver que nuestro sentimiento se deriva de una necesidad.

4. **Percibir los sentimientos y necesidades del otro.** Enfocándonos en las emociones de la otra persona, tal como las está expresando en el momento. Por ejemplo, podríamos preguntarle: «¿Te sientes dolido porque necesitas más consideración hacia tus preferencias?».

Probablemente te parezca una forma un poco artificial de hablar la que te estoy proponiendo; modifícala a tu antojo para que encaje más en la realidad del ejemplo que tienes en mente, pero intenta mantener la idea que consiste en poder ver que si, en lugar de autoculparnos o culpar a otras personas, aceptamos la responsabilidad de nuestros sentimientos, reconociendo nuestras propias necesidades, deseos, expectativas, valores o pensamientos, podremos ser capaces finalmente de ver también las necesidades expresadas por el otro, lo que ayudará al acercamiento. Cuando se produce la conexión, el problema puede llegar a resolverse por sí solo. Como dijo Albert Einstein: «La paz no se puede alcanzar por la fuerza, solo puede lograrse con comprensión».

Y una vez que hemos sido capaces de lanzar un mensaje respetuoso al otro con la intención de tener en cuenta nuestras y sus necesidades, ¿cómo puedo asegurarme de que se me ha entendido bien? Pidiendo al otro un reflejo de lo escuchado amablemente, agradeciendo que nos lo devuelva o aceptando que se niegue si es el caso. Es decir, preguntando, por ejemplo, «¿qué es lo que has entendido?». Podemos llevarnos muchas sorpresas con esto. Yo decidí ponerlo en práctica con mis pacientes en la consulta y me di cuenta de que debía aclarar muchos mensajes. Y más todavía puede ocurrir en las conversaciones emocionales, ya que cada uno analiza desde su propia emoción. Así que, antes de interpretar un silencio, un gesto esquivo o una respuesta airada, asegúrate de preguntar al otro lo que en realidad recibe de ti, piensa, siente o está pidiéndote. Un mismo acontecimiento es valorado de forma diferente por cada persona, incluso puede ser entendido de forma diametralmente opuesta. **La emoción no depende del estímulo en sí, sino de la forma de analizarlo según el contexto y la personalidad, dando lugar a una respuesta emocional propia de cada uno.** Con frecuencia, las personas necesitan empatía antes de ser capaces de escuchar lo que se está diciendo.

Permíteme que pare un momento para traer a colación la definición de EMPATÍA (del griego ἐμπαθής, «emocionado»). Es la capacidad de percibir, compartir o deducir los sentimientos, pensamientos y emociones de los demás, basada en el reconocimiento del otro como un INDIVIDUO SIMILAR CON MENTE PROPIA. Cuando comprendemos esto en profundidad **podemos sentir empatía sin necesariamente estar de acuerdo**. Es un *escuchar sin juzgar, hablar sin ofender y observar sin despreciar*. Las neuronas espejo nos facilitarán la *empatía emocional* (reírnos porque otro se ríe), pero será la *empatía cognitiva* la que nos aporte la toma de perspectiva que nos lleve de verdad a mirar al otro en su singularidad como igual a nosotros, desde sus diferencias.

Ello supone un entrenamiento para esa mentalización que tantas veces nombro en este libro, es decir, asumir que la comunicación supone una relación de intersubjetividad. Esto habla de que se encuentran dos puntos de vista, y solo desde ese reconocimiento de diferencia de mirada se llegará a la verdadera conexión, ya sea entre dos adultos o entre un adulto y un niño. En el niño, además de existir otra perspectiva, hay un nivel diferente de maduración cerebral y una necesidad de guía por presentar aún habilidades menos desarrolladas, realidad que ha de estar presente de forma sensible en toda interacción con él.

Si sigues profundizando en la comunicación no violenta, llegarás al nivel «pro» en el que una persona querida te hace un comentario que sientes inicialmente como hiriente y consigues no escucharlo como un ataque, sino que ves los sentimientos y necesidades que hay detrás, por tu parte y por la suya. Pero para eso, tienes que empezar por restarle importancia, para poder bajarle la intensidad con la que lo recibes. Ojalá seamos capaces de llevarlo a cabo incluso aunque no estemos recibiendo una manera de comunicación respetuosa de esa persona, es más, su frase haya sido una acusación directa a nosotras, y encima sea su forma frecuente de interacción; en ese caso nos costará más, pero más necesario será. Para esto has de parar y respirar hondo para relativizar la primera emoción que te ha embargado. **¿Sabías que tenemos una emoción en cuestión de milisegundos y los pensamientos re-**

quieren segundos? Pues si somos capaces de no creernos directamente nuestra primera impresión y poner el foco en sus necesidades y emociones, podremos responder desde la escucha empática, simplemente estando presentes y permitiendo con los parafraseos que se sienta escuchado o nos aclare la propia persona si no estamos entendiendo bien lo que observa o recibe, lo que siente, lo que necesita y lo que pide. Llega un momento que la tensión se relaja. Rosenberg resume esto de forma muy práctica: ante una persona furiosa (o que nos pone furiosos) no pongas «peros»; empatiza, porque al ver su punto de vista se reduce la hostilidad.

Este aprendizaje nos hará dejar de ser pirómanas para volvernos bomberas ante la emoción desagradable de otra persona (¿normalmente eres de las que se enciende o quien consigue apaciguar al otro?). Si la que está irascible al recibir el comentario eres tú, no dejes que tu mente te dé más argumentos para indignarte, solo mantente presente y empatiza, centrándote en la otra persona, que es la que ha comenzado la interacción y por tanto la que tiene la petición, la cual seguramente modulará a un nivel que no sea ofensivo para ti, si empatizas bien. Y después, desde la calma, valora por qué te ha dolido tanto el comentario inicial: ¿qué necesidad has de cubrir para ti misma o qué petición has de realizar?

Puede que estés pensando que en la vida real todo esto ocurre de forma atropellada y que ves difícil tan calmado análisis de la situación. Bueno, solo si empezamos a reflexionar sobre ello nos podremos ir acercando. Reproducir los diálogos en la mente puede ayudar para evaluar a posteriori las necesidades que había ocultas, lo que podría ayudar en la próxima interacción. No digo para nada que sea fácil, a mí me resulta muy difícil, pero me llama poderosamente la atención por la fuerza de conexión que tiene.

Si consigues habituarte a la comunicación no violenta no solo tendrás una herramienta para mejorar la relación de pareja, y con otros familiares, sino que además vuestro pequeño vivirá en un ambiente más favorable para resolver conflictos emocionales y esto impregnará sus esquemas cerebrales de interacción social.

Tener un hijo no solo te da un máster en cuidados del niño, también en relaciones humanas, porque en la crianza está el origen de todo ser humano. Veo en la maternidad una oportunidad de reflexión sobre nosotras mismas y nuestras relaciones con los demás. Entender a tu hijo te ayudará a entenderte a ti misma, y no pares ahí, sigue desarrollando el superpoder; podrás comprender mejor a las personas de tu entorno y cómo cada uno actúa desde su perspectiva con la información que tiene, sus necesidades cubiertas o no, propios intereses e historia personal. Fdo.: MAMÁ FILÓSOFA.

¿REFLEXIONAS CONMIGO?

Cuando te criaban a ti

- La huella en nosotras de nuestra relación de apego con nuestra madre.

Como te comenté al inicio, estás leyendo en estas páginas sobre ti como madre, y esto te puede llevar a pensar en ti como niña para entenderte como persona.

Al empezar a mirar nuestra influencia en nuestro hijo podemos detectar la huella en nosotras de nuestros padres y en ellos las de los suyos. Desde nuestra posición actual en la que ya vamos viendo que hay que tener conciencia pero que es imposible abarcarlo todo, con agradecimiento aceptaremos lo recibido, honrándolo para repetir lo bueno y pulir lo que desde nuestra mano sea mejorable. **Cada una educa según su propia historia y también con las influencias de la época que le toca vivir.**

Cuando cambiamos cosas frente a la dinámica familiar habitual pueden surgir roces, así que esta conciencia ampliada no servirá solo para atender mejor a nuestro hijo, sino que también nos habrá de llevar a potenciar la comunicación asertiva con el resto de la familia, y para eso se hace necesario un **sano autodiálogo desde el respeto a nosotras mismas y la empatía con los demás.**

¿Te ocurre en ocasiones que no sabes expresar ni cómo te

sientes? **Mucha gente no sabe lo que siente porque de niños no se les facilitó la expresión de sus emociones. Limitas gran parte de tu inteligencia cuando reprimes tus sentimientos.** Mucho de tu comportamiento se basa en emociones de las que ni siquiera tienes conocimiento. Cuando las reconoces, las aceptas con dignidad y respeto, y encuentras formas aceptables de expresarlas, tienes más autoaceptación y mayor control de tus acciones. Como reflexiona la psicoterapeuta Philippa Perry, el hecho de que aprendamos las relaciones emocionales antes de tener el lenguaje estructurado en nuestro cerebro puede estar relacionado con la realidad de que muchos adultos no sepan poner nombre a su emoción más allá de los manidos *estoy bien* o *me siento mal*. Se hace necesaria una reflexión posterior que aúne lenguaje y emociones, y esto empieza por una mamá diciéndole a su hijo: *Veo que estás muy enfadado; todos tenemos derecho a tener sentimientos; no te culpo, yo también me enfado muchas veces; ¿quieres golpear una almohada?; ¿quieres gritar o saltar para que salga toda esa energía?*

En esos instantes en los que a una madre le puede parecer que se está contagiando en exceso de la emoción descontrolada del bebé y se ve sin suficientes herramientas de afrontamiento, puede venirle a la mente cómo fue su propia crianza. Cuando ella estaba aprendiendo a vivir obtuvo una serie de habilidades de relación interpersonal. **Queremos como nos quisieron, ya que recibiendo los cuidados de nuestra madre fue como aprendimos a relacionarnos.** Parte de esas capacidades desarrolladas en la infancia serán muy útiles ahora, pero también habrá retos en los que tendremos que adaptarnos a lo que la relación con nuestro hijo pida de forma específica. Lo mejor que se puede hacer es mirar al niño sin prejuicios ni expectativas y responder a lo que este pequeño necesita. Como promulga Virginia Satir, la vida no es lo que se supone que debe ser, es lo que es. La forma de lidiar con ella es lo que hace la diferencia.

El principal predictor de la medida en que los padres pueden proporcionar apego seguro y estar presentes para sus hijos es **si**

hemos reflexionado sobre la narración de nuestro propio apego y le hemos encontrado un sentido (Siegel y Payne).

El psicólogo húngaro Michael Balint acuñó el concepto de ***falta básica*** para explicar que todos los seres humanos tenemos necesidades emocionales que no fueron cubiertas por nuestros padres. Por lo tanto, todos tenemos esa falta básica, aunque nos diferenciamos en la cantidad de ella. Para Balint, la falta básica severa es el origen de todas las dependencias y adicciones.

Cuando nos armamos de valor para examinar nuestro pasado y desarrollamos la capacidad de reflexionar sobre nuestras propias narraciones y después exponerlas de una manera clara y coherente (en la que **ni huimos del pasado ni nos preocupamos por él**), podemos empezar a curar nuestras heridas pasadas. Al hacerlo, reconfiguramos nuestros cerebros para poder capacitar mejor a nuestros hijos a fin de que desarrollen un apego seguro con nosotros, y esa relación sólida se convertirá en una fuente de resiliencia a lo largo de sus vidas (Siegel y Payne).

Filosofía de la maternidad

- Una nueva mirada.
- Autoestima, autoconcepto y autoeficacia.
- Eustrés.
- La influencia de los padres en los hijos y la influencia de los niños en sus padres.

Nada más de lo que hacemos normalmente en la vida es tan irreversible como tener un hijo. La conexión que tendremos con esa personita será de las cosas que más nos importen, de por vida. Erica Jong lo expresa así: «La madre se duplica, luego se divide por la mitad y nunca más estará completa».

Cada vez que nuestros hijos cumplen años, nosotras cumplimos años como mamás, es decir, como esa nueva persona que hemos descubierto en nosotras. En ocasiones nos sorprendemos a nosotras mismas con esta nueva forma de sentir, la cual conlleva innumerables aprendizajes. No en vano se nos han reestructurado zonas del cerebro que se activan en procesos relacionados con la *teoría de la mente* (habilidad de inferir estados mentales de otras personas), interacciones con los demás, y nuestro propio sentido de nosotras mismas en un contexto social. Y esto es un continuo vital, date cuenta de que, cuando se están formando las bases de la madre que eres, también se fragua la estructura de la abuela que serás. Y me atrevo a ir más allá, también está iniciándose la madre que será tu hija, por la influencia en ella de tu forma de cuidarla.

Algunas madres sienten que les cambia la escala de valores. Para mí se ha modificado la importancia relativa de las cosas y los minutos que dedico a ciertas preocupaciones también han variado. Intento sopesar la trascendencia de los asuntos antes de dejar que condicionen intensamente mi tiempo y energía. Aunque todo esto no me ha ocurrido automáticamente, ha sido el fruto de profundas reflexiones derivadas de las vivencias que he tenido desde que soy madre. Como expresó Charles Darwin: «No son los más fuertes de la especie los que sobreviven, ni los más inteligentes; sobreviven los más flexibles y adaptables a los cambios».

Un equipo de científicos comparó el desarrollo encefálico de ratas jóvenes que se criaron en un ambiente empobrecido sin apenas estímulos frente a otras que crecieron entre juguetes, otros compañeros y estructuras para entrenamiento físico, con el esperado resultado de mejor desarrollo cortical gracias al ambiente rico en estímulos. Pero lo que yo quiero contarte es que estas pobres ratas criadas bajo mínima estimulación tuvieron la oportunidad de ser madres y la supieron aprovechar, y eso les enriqueció de tal manera el ambiente que hubo reflejo en su desarrollo cerebral hasta puntos muy similares a los de sus congéneres vírgenes crecidas en ambiente positivo. Y, como sabes por otros estudios que te he comentado, estas estimulaciones modifican hasta la expresión de los genes. ¡Guau! **La maternidad vivida en armonía podría ser hasta sanadora.** Ahora bien, el estudio no habla de si estas ratas se estresaban más o no como madres, pero desde luego **fueron capaces de cuidar y esto fue un influjo muy positivo en su plasticidad cerebral.** Otro premio: la crianza podría sentar bien a nuestra epigenética.

Es importante saber que el estado anterior a cualquier experiencia siempre va a marcar nuestra vivencia de la misma. ***No vemos las cosas como son sino como somos.*** Y nuestro estado mental está bastante modificado por la maternidad, y por ello nos pueden llamar la atención cosas diferentes, y podemos reaccionar de formas que antes no lo habríamos hecho. Ahora nos importan más algunos aspectos que antes quizá no eran prioridad.

Me gusta la metáfora expresada por Alicia Sánchez sobre los cambios vitales comparados con la liberación de un caparazón, al estilo crustáceo. Caparazón que habíamos construido nosotras, y que tenía un sentido antes, pero que se nos empieza a quedar pequeño a medida que crecemos interiormente, lo que nos hace sentir incomodidad. Aguantamos este malestar un tiempo hasta que se vuelve insoportable y damos el paso de salir de la coraza. Este momento es de gran alivio, pero también se acompaña de cierta vulnerabilidad hasta que construimos la siguiente protección más adecuada para nuestro nuevo estado. ¿Te sientes un poco así? Fdo.: MAMÁ CANGREJA.

La reconexión con la corporalidad que conlleva la maternidad puede ser una ventaja. Recordemos la curiosa reflexión de la doctora Nazareth Castellanos: «La lectura de estas líneas no solo depende de la reserva cognitiva del lector, de su interés, intelecto y formación, también se supedita a las bacterias de su intestino, a los tiempos de inspiración y espiración, a la postura de su esqueleto y a los latidos de su corazón. Está usted leyendo con todo el cuerpo».

De manera que **el estar más atentos a nuestra interocepción (percepciones internas) nos ayudará a entendernos mejor** y saber a qué actividades nos podemos dedicar con más provecho en cada momento, o cómo modificar aspectos corporales para poder responder mejor a las exigencias del presente. Como los estudios del grupo de investigación de Antonio Damasio reflejan: **quien mejor conoce sus sensaciones corporales toma mejores decisiones, ya que puede interpretar mejor sus propias emociones.** Si hasta los jueces toman más decisiones favorables para los acusados después de comer, según publicó la Universidad de Columbia en 2010. Datos como estos nos hablan de que realmente no podemos prescindir de la subjetividad que aporta el cuerpo, por lo que conocer esta influencia nos hace más sabios, más dueños de la situación. **Aprender a leer el libro de tu organismo te ayudará a conocerte.**

Si estás o has estado embarazada, especialmente en verano, conoces el calor que pasan las gestantes. En ese momento es fácil pensar «hace calor», pero la comparación con tu pareja te hace darte cuenta de que es más acertada la frase «tengo calor». Pues esto es solo un ejemplo de cuántas **sensaciones en la maternidad van a ser distintas o más intensas desde nuestra percepción.** Observemos nuestro pensamiento porque si empleamos más frases autorreferenciales comprenderemos mejor nuestra realidad y sabremos pedir de forma más adecuada la colaboración que precisamos. Es más, la tendencia a expresarnos en nuestro diálogo interno desde una perspectiva de sujeto protagonista influye en nuestra interpretación del mundo y también tiene repercusión en la activación de ciertas áreas cerebrales como el precúneo izquierdo (relacionado con la memoria autobiográfica). **Es decir, que si nos habituamos a vernos como elemento activo de nuestra percepción de la realidad, crearemos «camino» en el cerebro para seguir haciéndolo, y esto nos sitúa en una posición más poderosa para responder a lo que acontece.** Te invito a colocarte como protagonista de tus pensamientos, vívelos en primera persona.

Las emociones agradables pueden compensar la vivencia de las hostiles

Fíjate si tener emociones deseables que te compensen las desadaptativas es importante: hay estudios en ratas a las que se somete a descargas eléctricas no mortales pero desagradables y se ha comparado el comportamiento de los animales que las reciben aleatoriamente frente a aquellas que las sufrían siempre después de haber visto encenderse un piloto de luz roja, es decir, tenían un aviso visual unos segundos antes. Las que no sabían cuándo ocurriría el evento adverso no se relajaban, mantenían una tensión e inquietud constante, dejaban de alimentarse hasta el punto de enfermar y morir, mientras que las que aprendieron a confiar que mientras la luz no se encendiera no habría descarga sí que exploraban, se relacionaban y se alimentaban. A pesar de recibir el mismo número de descargas y de igual intensidad, la imposibilidad de compensar la vivencia del primer grupo las llevó a una situación desesperanzadora y un círculo vicioso comportamental perjudicial para ellas. Esto me trae a la mente una información tan dolorosa como real: a los niños que reciben maltrato físico de un progenitor, al cual se apegan igualmente porque para un niño es imposible no apegarse a sus padres, hay datos que describen que si el maltrato es inesperado y el niño no sabe cuándo ni por qué vendrá, el apego que le condiciona es totalmente desorganizado. Esto también desorganiza la conducta del menor, ya que no consigue crear un esquema válido de actuación y no puede bajar su nivel de estrés en ninguna circunstancia porque nunca se siente a salvo. En la también demoledora situación en la que un niño recibe solo maltrato físico de su progenitor cuando este llega a casa borracho, y no en otras situaciones, el apego tiene algo de estructura, hay momentos en los que puede crear pautas de relación, y cuando se enciende la luz de alarma (en este caso, que llegue ebrio) ya saben lo que esperar. Ambos casos pueden dan lugar a niños traumatizados, pero ese poco de estructura que crea el segundo le permite tener más herramientas de relación, aunque se descontrolen ante ciertos estímulos que les activan las señales de alarma. Aprovecho para decirte aquí que la terapia para las personas que han crecido así pasa por establecer relaciones sanadoras que ayuden a crear nuevos esquemas de relación desde vínculos seguros con el terapeuta e idealmente con otras personas relevantes y presentes en su vida. La idea es que por fin disponga de una persona que le da amor de forma respetuosa y de forma predecible, en un ambiente acorde y positivo. Como dice Lecannelier: «Los mejores dones y los peores males de la humanidad vienen de cómo hemos sido criados».

En la misma línea argumental, Viktor Frankl y Edith Eger nos cuentan es sus libros sobre el holocausto multitud de ejemplos en los que las personas que conseguían experimentar emociones placenteras en medio de aquella barbaridad aumentaban sus posibilidades de supervivencia (estas emociones podían ser incluso solo imaginadas). Nuestra situación es millones de veces más favorable, pero valga la mención para acordarnos de compensar las emociones desagradables del día buscando otras más placenteras.

Tiempo / Cuidados para ti

También acuérdate de parar y pedir ayuda en los momentos en los que te cueste tirar del carro, con un poquito de descanso podrás volver con fuerzas renovadas: te pongo el ejemplo del leñador de la fábula que, desesperado porque cada día dedicaba más tiempo a trabajar, consiguiendo, sin embargo, talar menos árboles, acabó compartiendo su frustración con el capataz, el cual le preguntó: «¿te has acordado de afilar el hacha?». **Afila tu herramienta materna de vez en cuando (signifique lo que eso signifique para ti).**

Virginia Satir propone que recarguemos nuestras pilas con abrazos, es más, no duda en dar casi una receta que reza así: «Cuatro abrazos al día para sobrevivir, ocho abrazos al día para mantenernos y doce abrazos al día para crecer». **Algunos comentarios son como abrazos emocionales.** Admirar la belleza en lo que hacen otros es una fortaleza; cuando veas a otra madre que atiende a su hijo, aprovecha tu conexión empática con ella para dedicarle una frase de reconocimiento y aliento, no sabes cuánto la puede estar necesitando. No en balde hay un dicho que reza: *Una palabra amable da para resistir tres meses de invierno.* Y como ya adelantó Sigmund Freud: «La ciencia no ha producido un medicamento tranquilizador tan eficaz como unas pocas palabras bondadosas».

Toda la transformación cerebral de una madre, favorecida por las hormonas y consolidada con el cuidado diario de las criaturas, nos predispone a atender las necesidades de nuestros pequeños. Focalizar nuestra atención en nuestra influencia en el proceso madurativo de otro ser humano es una excelente oportunidad para reflexionar también sobre cómo nos relacionamos nosotras con otros adultos y sanar aquellos aspectos que creamos que pueden ser mejorados, al menos liberándonos mentalmente de algunos condicionantes. En ocasiones, nuestra nueva mirada sorprenderá a las personas afectadas; dejemos que ellos también se acostumbren al cambio a su propio ritmo. Esto puede ser complejo, porque es un periodo en el que necesitamos intensamente a los demás y a la vez precisamos sentir libertad de decisión y sensación de valía propia. Te tocará equilibrar las sensaciones para poder avanzar hacia un equilibrio fortalecedor. Y es que la maternidad crea una diferente relación con el entorno y hasta que nosotras mismas nos adaptamos puede chocar un poco; focalízate en lo bueno, que hay muchos elementos positivos. Te animo incluso a compartir las reflexiones vitales que te ha brindado esta arrolladora etapa con otras madres: las estarás ayudando a ellas, a la vez que te será útil a ti.

Una vez superado el brusco cambio inicial y adaptadas a la nueva forma de vivir, este periodo vital de cambios cerebrales facilitados puede ser una **oportunidad espléndida para hacer poda de formas de pensar desadaptativas y fomentar circuitos empoderadores y potenciadores de nuestra autoestima, autoconcepto y autoeficacia**. Aprovéchalo. No busques solo la estimulación de tu bebé sino la tuya propia de forma compatible y complementaria. Y salvo picos de estrés desadaptativo, este aumento de estrés a niveles tolerables puede ser considerado como lo que se llama en psicología *eustrés* (un tipo de estrés que motiva y fortalece a la persona, promoviendo una respuesta positiva frente a las demandas de la vida). Dicho fenómeno es favorecedor del aprendizaje y el rendimiento. Esto me recuerda a estudios realizados en roedores en los que aquellos que se encontraban en un entorno rico en estímulos que fomentaban el aprendizaje y el entretenimiento toleraban con mejores estados de salud niveles más altos de sustancias tóxicas. Si consideramos el aumento de estímulos a los que hacer frente que supone la crianza, me atrevo a decir que **LA MATERNIDAD BIEN LLEVADA NOS HACE BIOLÓGICAMENTE FUERTES.** Al menos así podría ser, si equilibramos la parte cansada con autocuidado y apoyo. Traigo aquí a colación la asociación que realizó Kant de la medición de la inteligencia como la cantidad de incertidumbre que una persona es capaz de soportar. Por cierto, **las incertidumbres que vive una madre no desaparecen, pero la tolerancia a ellas sí, por lo que se reduce el malestar por ellas y aumenta la curiosidad y el poder de resolución.**

El verte como gran influencia para tu hijo te puede suscitar la meditación sobre cómo te influyeron a ti de niña, como hemos hablado ampliamente en este libro. Y esto te lleva a ver cómo actualmente otros adultos también ejercen un efecto sobre tu pensamiento. Y así ocurre con otras fuentes de información, sobre todo aquellas con impacto emocional; valora el tiempo que pasas con ciertas personas y, por ejemplo, en redes sociales: **cuida tu neuroplasticidad, elige bien a quién y a qué le abres las puertas de tu cerebro**, y más en esta época de alta receptividad a estímulos modificadores de tus esquemas.

«A amar no se aprende amando, sino sintiéndose amado» (Pepa Horno). Esto conlleva que al amar a tu hijo le estás enseñando a amar, ¡olé tú! Y que amarle a él también te permite remodelar tu forma de autoamarte si sabes abrirte a la oportunidad.

Ser madre, como otros grandes acontecimientos vitales, nos hace replantearnos el propio sentido de la vida. Y por eso a veces duele y en ocasiones nos hace poner en duda algunos pilares asumidos previamente. **Algunas madres y algunos padres han de pasar por el duelo de perder la libertad de la vida sin hijos, y se pueden tener esos sentimientos a la par que uno se alegra de**

criar. Hay quien tiene que lidiar incluso con sensaciones de decepción ante la idea preconcebida de la madre que esperaba ser o la crianza que quería darle a su hijo. Toca aceptar, tener compasión con una misma y así amar a esa madre imperfecta pero motivada *Wabi sabi*. Para digerir esas emociones es mejor no negarlas y transitarlas sin darles excesiva importancia, ya que no han de ser las protagonistas del momento (y para ello precisamente hay que atenderlas a tiempo).

Confía en tu fortaleza

Hay algo de resiliencia en la maternidad, por la flexibilidad que nos pide para adaptarnos, la resistencia que hemos de ofrecer y el aprendizaje que nos va iluminando. La resiliencia es un proceso activo que involucra un conjunto de mecanismos que conducen a evitar algunas de las consecuencias negativas del estrés extremo en las personas (Faye, 2018). Es la capacidad de no hundirse ante la adversidad. Satir reflexiona que dicho aprendizaje va ligado a la creencia de ser capaz: podemos captar algo nuevo cada vez que creemos que podemos. *Possunt quia posse videntur* (pueden los que creen que pueden), de Publio Virgilio Marón – Eneida, V, 231. Créetelo, mamá: LA CAPACIDAD ESTÁ EN TI.

Y algo que ayuda a «creer que podemos»: **enfocarnos en lo que sí funciona en vez de en lo que no, fomentando de esta manera un halo más positivo en nuestro pensamiento, el cual aumentará nuestra flexibilidad cognitiva y creatividad**, y a partir de ahí nos será más fácil poner en práctica el *isiísmo* que propone Tomás Navarro, es decir, cuando pensamos que algo no puede ser de otra forma, plantearnos internamente la pregunta «¿y si pudiera ser de otra manera?», o pensando en alguien que admiremos, «¿cómo lo haría tal persona?». Ello nos abre mágicamente a opciones que previamente no habíamos valorado. Desde luego, la que consiga creer que puede tendrá un paso ya dado, como declaró Henry Ford cuando se le preguntó sobre su persistencia ante la adversidad: *Tanto si crees que puedes como si no crees que puedes estás en lo cierto.* **Y atreverse a dar un paso es mucho, porque el segundo lo veremos más fácil**, como versa Antonio Machado: *Caminante, no hay camino, se hace camino al andar.*

Contagiémonos de la capacidad infantil de asombro, ellos viven descubriendo cada pequeño detalle de la cotidianeidad. Estupenda oportunidad para que volvamos a saborear con ellos muchas experiencias que ya dábamos por hecho, como el mismo acto de estar presentes en el momento sin prisas ni planes posteriores. Que no tenga que venir un gurú de la felicidad a decirnos que vivamos algo por primera vez, EL GURÚ ES NUESTRO HIJO. **Los críos son una guía innovadora y maravillosa cuando los adultos abrimos la mente, los miramos y los escuchamos.**

Cojo prestada, también, una metáfora de Navarro para comparar la maternidad con una carrera de fondo: no resolveremos nada queriendo esprintar al principio, habrá que ir cogiendo un buen ritmo que podamos mantener y nos permita avanzar. Y si la vemos como una carrera de montaña, hemos de saber que no podremos ir a la misma velocidad en las subidas que en las bajadas; al igual que con los niños, el ritmo ha de adaptarse a sus necesidades. Así como otros proyectos que queramos llevar a cabo tendrán que ir encontrando su sitio en segundo plano, adaptando el ritmo de avance al tiempo que les vayamos pudiendo dedicar. En estas carreras también es sabido que si se te mete una piedra en el calzado más valdrá la pena pararse a sacarla, aunque suponga una pérdida de tiempo, que seguir y provocar una herida que nos complique más la situación. La maternidad se asemeja a esto, por ejemplo, cuando se presenta una dificultad en la que hay que pararse y dedicar tiempo a resolverla, como puede ser una grieta en el pezón o una mastitis. Y una vez resuelto el traspié, recuperar el ritmo con buen ánimo, ya que para poder resistir a largo plazo hay cosas que no debemos aguantar sino resolver.

Maternidad con aceptación

Tu hijo viene a tu vida real, no a tu vida soñada, es decir, se nutrirá de lo bueno que tu ambiente le propicie y tú harás por compensar lo menos bueno. Aceptemos la situación y amémosla tal cómo es para no vivir en lucha y saber aprovechar las mejores oportunidades que estén en nuestra mano. Que nuestros objetivos sean la intención y la atención, no una expectativa rígida y dura de perfección. Tendremos poder en aquello en lo que pongamos el foco, siempre habrá más elementos que no estemos viendo, y la conciencia sobre ello nos permitirá llevar una actitud de navegante para modificar nuestra nave y soportar las inclemencias del tiempo aprovechando las corrientes favorables.

Podemos sacar de este periodo una mirada vital más flexible: nos reinventamos para atender adecuadamente las necesidades del pequeño y resulta que en unos meses la situación evoluciona y hemos de seguir adaptándonos. Cerebralmente esta renovación es muy saludable, expande los esquemas previos. Parece que entendernos a nosotras mismas en esta catarsis nos amplía la mirada para poder comprender a otros. «Si eres capaz de conquistarte a ti mismo, conquistarás el mundo» (Coelho).

Hay datos científicos que avalan el hecho de que todo el aprendizaje que se da en la maternidad tiene efectos protectores cerebrales en la vejez frente al deterioro cognitivo. También se ha demostrado que el uso habitual de la mano no dominante aumenta la reserva cerebral, ¡eureka! Aquí también sumamos, porque una madre con un bebé en brazos usará la mano que pueda y hasta el pie si es necesario; por más despistadas que nos sintamos, nuestro cerebro se está remodelando en positivo. Piensa en esto cuando estés cansada, estás sembrando no solo para el futuro de tus hijos, sino también para el tuyo propio.

Ama las luces y las sombras de la experiencia materna porque A LA MATERNIDAD, CUANTO MÁS LE ENTREGAS, MÁS TE DEVUELVE. Y no me refiero a que tu hijo te lo agradezca en el futuro, sino a tu propia transformación. La cuenta va quedando saldada según los años avanzan. Es normal que haya momentos en los que te pese el cansancio o la falta de tiempo personal, pero estoy segura de que con apoyo y autocuidado conseguirás valorar en global tu contribución como un privilegio de vida.

María Montessori dejó escrito: «El concepto fundamental para el educador es no convertirse en un obstáculo para el desarrollo del niño». Me uno a ello y subo la apuesta, ya que este libro va de madres, y te digo: no seas un obstáculo para conseguir tus metas. PIENSA EN GRANDE.

Me uno, asimismo, a la afirmación de Tucker de que lo de «reconstruirse de arriba abajo es muy inoportuno a veces, pero también puede ser un regalo». Considérate parte del arte japonés *Kintsukuroi*, que se caracteriza por reparar cerámica llenando las grietas con oro o plata, no pretendiendo disimularlas, sino embellecerlas. Vive como un don la enseñanza que sacas de tu entrega. Esto es así. Hemos cambiado. Saquémosle partido. Tenemos nuevos superpoderes, que se suman a los previos. Fdo.: MAMÁ SUPERHEROÍNA.

Reflexión de Virginia Satir

Te copio un texto que me ha impactado de la psicoterapeuta de familias Virginia Satir. Para mí representa un mensaje de tú a tú, en el aquí y el ahora, de fomento de una forma sana de relacionarnos, sin perder un ápice de amor, sino multiplicándolo incluso si cabe. Te lo brindo en esta página y te animo a leerlo imaginando que se lo estás leyendo a tu hijo/a; visualiza su carita escuchándote, su olor cercano a ti, su calidez y soniditos mientras le recitas:

Quiero poder amarte sin aferrarme,
apreciarte sin juzgarte,
encontrarte sin agobiarte,
invitarte sin insistencia,
dejarte sin culpabilidad,
opinar sin censurarte,
ayudarte sin disminuirte.
Si quieres concederme lo mismo,
entonces realmente podremos reunirnos
y ayudarnos a crecer mutuamente.

¿Cómo palpita tu corazón tras esta lectura? Pues si eres capaz de manifestarle tu amor de forma parecida a esa manera libre, plena y respetuosa, sentarás las bases de una relación en la que tu hijo actúe de corazón y no para evitar sentirse culpable, ya que un niño tiende a contentar a sus padres como si la supervivencia le fuera en ello porque así se lo marca su biología, incluso pagando altos precios como el de anular su propia personalidad. Si los padres no lo reflexionan, desde las mejores intenciones pueden usar frases como «no te voy a querer si sacas malas notas en el colegio», lo que en la mente del niño podría dar a entender que sus acciones son la causa de la felicidad o infelicidad de sus padres. A un nivel superficial, asumir la responsabilidad de los sentimientos de otros se puede confundir fácilmente con una actitud positiva: podría parecer que al niño le importan mucho sus padres y por tanto se siente mal cuando sufren. Sin embargo, si un infante asume ese tipo de responsabilidad y cambia su comportamiento para acomodarse a los deseos de sus padres, no estará actuando de corazón, desde la motivación intrínseca, sino para evitar sentirse culpable, y este modus operandi no será el más constructivo que podría adoptar para su persona. Fíjate que son cosas que pueden ser bastante coloquiales, y si no las iluminamos con el foco de la conciencia, se nos pueden escapar desde la mejor de las intenciones.

Sígueme el juego y vuelve a leerlo, pero esta vez visualiza que es tu hijo/a quien te lo está diciendo a ti, intenta imaginar su carita cuando haya crecido un poco, siente su energía de personita proyectada hacia ti. ¿Cómo podrá quererte él/ella a ti de esta forma tan sana y libre? Habiendo recibido ese tipo de amor.

...

Respira hondo porque la dinámica no ha terminado. Si quieres seguir profundizando en estos sentimientos sanadores, te animo a imaginar que ahora se lo lees a tu pareja. Piénsale muy cerca de ti, fija tu mirada en la suya, siente su respiración, observa sus facciones, dale la mano y léelo.

...

¿Has sentido que tienes poder para mejorar tu relación de pareja? Guarda esa sensación en tu corazón para que te acompañe cuando sea necesario. Sácale más partido a este texto, ahonda en la dinámica de representación mental, imagina ahora que es tu pareja quien te coge de las manos, te mira intensamente a los ojos, fruto de una profunda reflexión amorosa, y te recita el contenido del texto.

...

Si te está impactando el ejercicio, escríbele este texto en una nota y déjaselo en un cajón para que, después de leerlo cada uno en intimidad, podáis reflexionarlo juntos. Acompáñame un poco más en esta meditación. Léelo de nuevo, esta vez enfócate en tu madre, la que te crio como tú haces ahora con tu hijo. Mírala en tu mente a la cara, acércate a ella con ternura, pon una mano en su hombro y léeselo.

...

Déjame seguir guiándote en este ejercicio. Te animo a leerlo de nuevo, esta vez con la voz de tu madre: imagina que ella te abraza para susurrarte todo esto con la voz tiznada de emoción, con todo su amor de madre iluminado por la mayor comprensión de las dinámicas de vuestra relación, con los perdones que nunca se pronunciaron y con el sagrado respeto que ambas os merecéis.

...

Incluso aunque tus relaciones con ellos puedan no ser tan ideales como el texto propone, la reflexión también sirve porque nos hace notar lo que necesitamos en realidad y quizá lo que tengamos que sanar o reconducir de cara a la siguiente generación.

¿Te atreves al siguiente paso? Visualiza a una hipotética nieta, imagina su carita, su olor, su mirada, su sonrisa, su tacto, suponla en brazos de tu hijo/a ya en edad adulta, piensa en ti con mayores aprendizajes de vida y léeselo a ella.

...

Si te sirve y te apetece, podrías volver a leerlo imaginando que tu hija se lo dice a tu nieta, o tu nieta a tu hija. Hablo en femenino para tratar el legado de madres, pero se puede aplicar a hijos con sus matices.

¿De qué sirven estas potentes visualizaciones? De concienciación sobre la sana relación entre familiares, la cual se construye desde la cuna, y si no la reflexionamos bien, simplemente repetiremos patrones con todo lo que tengan de bueno pero también de malo. **Si la experiencia te moviliza emociones, atenta, porque salen a la luz para decirte algo.**

De hecho, puedes hacer este ejercicio con todas las personas implicadas de forma relevante en tu maternidad, pero muy especialmente CONTIGO MISMA. Allá vamos, concluyo este ejercicio pidiéndote que de corazón te leas esto a ti misma para que depures tu autodiálogo interno y te acompañes desde el pensamiento de la forma más constructiva y amorosa que sabes. Modifico en este caso ligeramente el texto para que pienses en tu voz interior hablándote a ti misma:

Quiero poder amarme,
apreciarme sin juzgarme,
hablarme sin agobiarme,
sin insistencia,
sin culpabilidad,
opinar sin censurarme,
sin disminuirme.
Sé que solo hablándome bien
podré ayudarme a crecer.

Afortunadamente

Una dinámica propuesta por la **Psicología positiva** anima a crear una frase iniciada por la palabra «Afortunadamente...» para comentar cualquier suceso percibido como negativo que llegue a nuestra mente, y esto permite enfocarse en el lado positivo de las cosas, incluso en situaciones en las que cueste encontrar cómo seguir con el enunciado. Cuando este tipo de propuestas se llevan a cabo en ambientes terapéuticos grupales pueden darse incluso situaciones cómicas al querer buscar un «afortunadamente...» para todos los eventos adversos vividos. Te animo a probar.

Voy a enumerar a continuación unas cuantas frases que muchas madres han podido pronunciar, simplemente para que nos enfoquemos conscientemente en lo bueno que tenemos y que a veces damos por hecho, aunque resulte que no todas tengamos todo lo que menciono a continuación. Agárrate a todos los «afortunadamente» que sean verdad para ti, ya que con un puñado de estos creo que hay sustrato suficiente para una maternidad feliz, incluso aunque no estés contenta todo el rato:

- Afortunadamente mi hijo está sano.
- Afortunadamente pude estar al lado de mi hija desde el principio para dejar que mi cerebro materno se activara y la relación de apego siguiera su curso.

- Afortunadamente mi marido se pudo coger parte de la baja paternal cuando yo me incorporé al trabajo.
- Afortunadamente mi madre está viva y puede disfrutar de ser abuela.
- Afortunadamente me he recuperado con salud del embarazo y el parto.
- Afortunadamente tenemos todas las necesidades cubiertas.
- Afortunadamente tengo una pareja con la que trabajar en equipo en la crianza.
- Afortunadamente mis padres me ayudan de forma respetuosa y están presentes en la infancia de mi hijo.
- Afortunadamente mi hijo tiene tíos / tías que lo quieren.
- Afortunadamente mi hijo disfruta de tener primos.
- Afortunadamente mi hijo me elige una y otra vez como la mejor mamá para él.
- Afortunadamente su sonrisa hace que muchas cosas merezcan la pena.
- Afortunadamente sé que tengo mucho potencial de mejora y no me rendiré.
- Afortunadamente soy una madre suficientemente buena.
- Afortunadamente sé que cada sonrisa que intercambiamos mi hijo y yo es alimento para el alma de los dos.
- Afortunadamente a mi hija le encanta jugar a *cucú-tras*.
- Afortunadamente... **¿cuáles son las cosas a las que tú en particular te puedes agarrar para ver con optimismo, amor y alegría tu maternidad?**

Siente el poder

¿Qué te ha hecho sentir este libro?

¿Amas más aún tu papel de madre?

Espero que tu respuesta sea un sí rotundo, porque a mí me ha pasado. Después de tanto leer y formarme, así como la reflexión a la que me ha llevado la relación de ideas presentes en este manuscrito, llego a la conclusión de que **hay argumentos convincentes para festejar profundamente la maternidad**. Aunque esta obra solo sirviera para empoderarme como madre a mí, ya habría dado sus frutos. La primera persona que se beneficia de un libro es quien lo escribe (Alicia Sánchez, en *Todo es posible*). De corazón espero que les sea de utilidad a muchas más mamás y que se sientan un poco menos solas en el camino.

Quítate presión para poder disfrutar, ya que sabemos que eso es lo más importante que le puedes dar a tu hijo: pasarlo bien a su lado. En palabras de la psicóloga Julia Borbolla: «El ingreso emocional es el mejor seguro para el futuro de una familia». Dediquemos tiempo a querernos y a decírnoslo de múltiples maneras. Tienes mucha información que te hace consciente de tu papel y eso te hará tomar buenas decisiones. Además, los padres más implicados en la educación de sus hijos, y con mayor número de recursos emocionales, llegan a cubrir un 30 % de las necesidades que presentan los menores. Los estudios más optimistas hablan de un 50 % de necesidades cubiertas. Estos porcentajes equivalen a lo que Winnicott llama *padres suficientemente buenos*. Así que, aunque en tu balance del día haya alguna cosa a mejorar (y algunos días un montón de cosas), mientras no sea más del 70 % sigues siendo una MADRE SUFICIENTEMENTE BUENA de las que aportan a sus hijos todos los beneficios descritos en este libro. Solo mira esos errores para aprender, pero desde el cariño a ti misma que te dice YO SOY SUFICIENTE.

No hace falta que seas la mejor madre que cumple con tus expectativas, las de tu pareja o las de tu propia madre. Simplemente date tiempo para sentirte cómoda en tu papel, en el rol de la madre que disfrutas ser, esa será la mejor mami para tu hijo.

Se ha expuesto evidencia suficiente para que te lleves la moraleja de que LE QUERRÁS COMO TE QUIERES, así que empieza a quererte mejor. Nos queremos como interpretamos que nos quisieron. Y tu peque también se querrá a sí mismo como interprete que le quieres.

Tenemos suerte de vivir en el contexto histórico en el que estamos, y de poder crear una familia fuera de un conflicto bélico o impuestos culturales más estrictos que los actuales. Época en la que disponemos de mucha información, que podemos utilizar en nuestro favor para tomar mejores elecciones personales. Las relaciones maternales y de pareja se pueden ver positivamente influidas por ello, aprovechemos esta oportunidad. Desde la plena conciencia de nuestras fortalezas, limitaciones y nuestro poder de influencia, criar y educar puede favorecer un desarrollo en el infante para facilitarle aquello que a nosotras nos cuesta. Cada madre suele intentar hacerlo un poquito mejor con la siguiente generación, cogiendo lo que más le funcionó de su legado y añadiendo sus aprendizajes en el camino. Gracias por formar parte de esta mirada a la crianza que nos sana a nosotras y fomenta una revolucionaria y respetuosa futura generación. «Somos herencia de millones de vidas ya extinguidas, y somos germen fecundo de futuras y acaso mejores humanidades» (Ramón y Cajal).

Ama lo que te toca vivir y será maravilloso. No sé si he escrito la palabra «autocuidado» suficientes veces en este texto. Pretendía con ello programar tu mente para que no dejes de tenerlo en cuenta. No lo olvides: AUTOCUÍDATE, signifique lo que eso signifique para ti. Cuidar de uno mismo tiene una dimensión material, pero también espiritual; no basta con el cuidado del cuerpo, uno debe también atender su alma. Nunca es demasiado tarde para realizar un cambio positivo.

Te animo a levantarte de cada pensamiento de desánimo y cerrar cada día sintiendo ese poder de madre que te permite transformar tu entorno. Que disfrutes enormemente el periodo de crianza en el que te encuentras actualmente, sabiendo que siembras para el futuro y que hoy recoges frutos de todo lo que hiciste bien en el pasado. «Hay culturas donde no necesitan vender tantos libros de crianza porque es más frecuente vivir la maternidad y paternidad con tiempo, calma y paciencia» (Armando Bastida).

Tras todas estas páginas de reflexión sobre la maternidad y la gran influencia de esta en la infancia, solo me queda desearte que para las cosas importantes, y también para los pequeños detalles del día a día, la comprensión de la niña que fuiste guíe a la madre que eres hoy.

Antes de terminar te pido que pienses en la persona más inspiradora para ti, tu influencia más positiva. Esa puedes ser tú para tu hijo, YA LO ERES.

Doy gracias a la vida por permitirme ser madre.

De madre a madre, utiliza tu poder. Fdo.: MAMÁ PODEROSA.

Bibliografía

Bilbao, A. 2015. *El cerebro del niño explicado a los padres.* Plataforma Actual.

Borbolla, J. 2022. *Hijos fuertes: Estrategias de resiliencia para que tus hijos superen la adversidad.* Escuela para padres.com

Carmona, S., Martínez-García, M., Paternina-Die, M. *et al.* «Pregnancy and adolescence entail similar neuroanatomical adaptations: A comparative analysis of cerebral morphometric changes». *Hum Brain Mapp*. 2019; 40: 2143–2152. https://doi.org/10.1002/hbm.24513

Castellanos, N. 2022. *Neurociencia del cuerpo*. En órbita.

Conaboy, C. 2022. *Mother brain*. WEN.

De la Torre, P. 2023. *Fundamentos y prácticas de comunicación no violenta: Cómo resolver conflictos desde la empatía*. Arpa práctica.

Guerrero, R. 2020. *Educar en el vínculo.* Plataforma Editorial.

Gutiérrez Lestón, C. 2014. *Entrénalo para la vida*. Plataforma Editorial.

Lecannelier, F. 2023. *A.M.A.R.* Diana.

Navarro, T. 2015. *Fortaleza emocional.* Zenith.

Nelsen, J. 2007. *Cómo educar con firmeza y cariño*. Medici.

Perry, B. 2016. *El chico a quien criaron como perro y otras historias del cuaderno de un psiquiatra infantil.* Capitán Swing.

Perry, P. 2020. *El libro que ojalá tus padres hubieran leído: (y que a tus hijos les encantará que leas).* Zenith.

Perry, P. 2022. *El libro que necesitas leer para no perder la cabeza.* Zenith.

Rosenberg, M. B. 2006. *Comunicación no violenta. Un lenguaje de vida.* Gran Aldea editores.

Satir, V. 2023. *Ejercicios para la comunicación humana*. PAX.

Servin-Barthet, C., Martínez-García, M., Pretus *et al.* «The transition to motherhood: linking hormones, brain and behaviour». *Nat. Rev. Neurosci.* 24, 605–619 (2023). https://doi.org/10.1038/s41583-023-00733-6

Siegel, D. & Payne, T. 2020. *El cerebro del niño*. Alba editorial.

Siegel, D. & Payne, T. 2020. *El poder de la presencia: Cómo la presencia de los padres moldea el cerebro de los hijos y configura las personas que llegarán a ser*. Alba editorial.

Siegel, D. & Payne, T. 2020. *Disciplina sin lágrimas*. Penguin Random House Grupo Editorial.

Tucker, A. 2021. *Genes maternos*. La Esfera de los Libros.